Une sexualité à soi

Ouvrage publié sous la direction de Catherine Meyer.

Les Arènes,
17-19, rue Visconti, 75006 Paris
Tél. : 01 42 17 47 80
arenes@arenes.fr
www.arenes.fr

LAURA BERLINGO

Une sexualité à soi

Libérée des normes

les arènes

«Les questions sexuelles, on ne considère pas en France qu'on puisse en parler comme des choses sérieuses […]. Or au contraire pour moi, on doit parler de la sexualité comme on parlerait de n'importe quelle autre réalité humaine[1]*.»*

Simone de Beauvoir

Introduction

Aujourd'hui en France, 25 % des adolescentes ne savent pas qu'elles possèdent un clitoris[2]. Des hommes associent pénétration à humiliation. Des jeunes filles sont harcelées par leurs camarades parce que leur « copain » a envoyé une photo intime à tout le lycée. Un pédocriminel multirécidiviste condamné par la justice sort un nouveau film dans lequel joue tout le gratin du cinéma français, comptabilisant 500 000 entrées la première semaine et cumulant 12 nominations aux César. Une femme est violée toutes les sept minutes[3]. Tous les deux jours en moyenne, à l'heure où j'écris ces lignes, une femme est assassinée par son conjoint ou son ex-conjoint[4]. Des personnes LGBTQI+[5] sont insultées, tabassées, tuées, parce que LGBTQI+.

Que l'on se reconnaisse dans son identité de genre ou non, que l'on soit hyper ou asexuel·le, hétéro, homo ou bi, ou autre, revendicateur·trice ou discret·e sur ces sujets, nos relations à l'autre, à la nature, au travail, à la famille, aux institutions, à la religion, aux loisirs, ou que sais-je encore, portent la marque de la sexualité. Cela ne signifie pas que l'on doive tout sexualiser. La sexualité est partout, partie prenante de nos interactions. Mais elle n'est pas le seul facteur. C'est une variable parmi tant d'autres. Mon sexe, mon genre, mon orientation sexuelle participent à l'élaboration de mon identité, mais ne définissent pas l'entièreté de mon être. Comme une facette sans cesse présente, nécessairement accompagnée des autres parties qui composent ma personnalité. C'est en lui réservant une place spécifique, à part, et/ou en la passant sous silence qu'elle finit par faire tache. C'est le tabou qui provoque la méconnaissance. Le verrouillage qui génère la violence.

Cela dit, et quitte à décevoir d'emblée une partie du lectorat, ceci n'est pas un ouvrage sur

LE sexe. Oui, nous allons parler clitoris, pénétration et prostate. Mais pas uniquement. C'est un ouvrage sur la sexualité, les sexualités. La sexualité ne se réduisant pas à l'acte sexuel, le propos ne peut être centré sur la seule recherche du plaisir sexuel. Et le discours ne se veut pas non plus prescriptif : pas d'injonction de jouir ou de course à l'orgasme ! Nous allons évoquer aussi bien le désir et les sentiments que les violences et les enjeux de santé. La réappropriation des corps et les stéréotypes de genre que les scripts hétérosexuels. Ce qui a trait à la reproduction : faire couple ou non, vouloir des enfants ou non, les enjeux soulevés par la parentalité. Nous remettrons toujours ces données en perspective et questionnerons le contexte : une société dans laquelle l'hétérosexualité reste la règle. Un système patriarcal, traversé par des rapports de domination : homme sur femme, blanc·he sur racisé·e, valide sur handicapé·e. Une structure de sexe et de genre binaire (femme/homme, féminin/masculin) permettant la perpétuation de clichés sexistes, nous enfermant dans des rôles sexuels et sociaux bien distincts, punissant sévèrement celles et ceux qui ne s'y conforment pas.

Certain·es auront la sensation que mon propos ne concerne pas que la sexualité. Lorsque l'on s'exprime sur les sentiments, la famille ou le viol, parle-t-on de sexualité ? Ou évoque-t-on l'intimité ? L'intime se définit comme étant « caché des autres et appartenant à ce qu'il y a de privé[6] ». Cependant, nos pensées, nos mouvements traduisent des représentations. Nos désirs, nos modes de relation, nos idées du normal et du pathologique[7] appartiennent nécessairement à un système, à une norme, et s'y conforment ou s'y opposent. Beaucoup de choses que nous appelons « choix » sont en fait des conditionnements. Rechercher en tant qu'hétérosexuelle un conjoint économiquement stable est en lien direct avec les inégalités salariales ; un homme « viril au lit », qui nous plaquera contre un mur, est le résultat de l'érotisation des violences et de la culture du viol ; un amant protecteur est la conséquence de l'idée stéréotypée que le féminin est plus faible, plus fragile. C'est donc un choix délibéré d'utiliser le terme « sexualité » ; j'ai l'impression qu'il incarne mieux la dimension politique de l'intimité. Cela ne signifie pas que j'évacue la part réellement personnelle de ces enjeux. Simplement, j'aimerais envisager ces champs comme ne nous concernant pas seulement nous et nos proches, mais entrant en résonance avec tous les autres domaines de la vie sociale.

Un mot en appelle un autre, un concept le suivant et une idée son contraire. Quel vaste champ que celui de la sexualité ! Fertile, profus, boueux parfois. Nous essaierons de ne pas nous y perdre et de suivre un fil conducteur : l'idée que notre époque, le début des années 2020, voit un nombre incroyable de lignes bouger. Une poignée de militant·es se sont emparé·es du sujet et il se répand comme une traînée de poudre dans la société. Ce que l'on peut appeler un « nouveau souffle sexuel » n'est pas sans rapport avec un immense renouveau de la lutte féministe, mondial, qui s'attaque autant aux inégalités économiques qu'aux violences ou aux corps. Cette révolution féministe, portée par les femmes et celles et ceux que l'on appelle « minorités sexuelles et de genre », est peut-être pour la première fois en cours d'assimilation par les hommes. Certains ont compris qu'ils ne peuvent plus être de simples soutiens mais qu'ils doivent s'investir en tant que véritables alliés, si l'on veut abattre ensemble ce système patriarcal mortifère.

> *« Après la réappropriation des corps, par la conquête du droit à la contraception et à l'avortement, se profilent d'autres enjeux de lutte : contre les violences, contre un système sexuel hétérocentré, pour le plaisir. La question est éminemment politique, elle annonce un monde nouveau, où les individus vivraient une sexualité gratifiante et épanouissante parce qu'enfin libre et égalitaire*[8]. »
>
> **Camille Froidevaux-Metterie**

Ce que je propose aussi dans ce livre, c'est de renouveler le regard sur ce qu'on nomme la

« santé sexuelle[9] » et, par là, l'éducation sexuelle. La santé sexuelle doit s'élargir à tous les domaines précédemment mentionnés. Elle concerne la prévention, l'éducation, la transmission de connaissances, mais a besoin de se réinventer pour devenir plus accessible. Elle a besoin d'abandonner son regard surplombant et paternaliste. De s'emparer d'autres formes de diffusion, populaires et adaptées à l'époque et aux différents âges de la vie. Et surtout, de s'enrichir de tout le savoir que l'on dit profane, c'est-à-dire des expériences des personnes concernées (soit absolument tout le monde). En tant que professionnel·les de santé, mais aussi citoyen·nes, nous devons avoir à cœur l'accès de tous et toutes à une éducation sexuelle ambitieuse. L'éducation sexuelle médicale et scolaire doit s'articuler avec une éducation sexuelle populaire. Ce partage éducatif ne se limite pas à des cours à l'école (même s'ils sont indispensables). Les livres, les podcasts, les comptes Instagram sont de l'éducation sexuelle. Les conversations, les cercles militants, les manifs sont de l'éducation sexuelle. Et cela ne prend pas fin à l'adolescence.

Nous sommes tous et toutes concerné·es, à tout âge. La sexualité n'a rien d'inné. C'est quelque chose qui, comme le fait de marcher ou de lire, s'apprend. Cela s'apprend et se désapprend, se déconstruit pour mieux se reconstruire, tout au long de la vie.

Le but de ce livre est de se questionner, de libérer la parole, d'ouvrir le débat, sur tous les enjeux soulevés par la sexualité. Réfléchir sur soi et sur les autres, sur sa propre sexualité et sur la sexualité en général. Penser à deux niveaux : l'intime et le collectif. Dans la lignée des mouvements féministes des années 1970, suivons le slogan : « Le personnel est politique. » Et que chacun·e construise, à partir de réflexions communes, une sexualité à soi. Une sexualité affranchie des normes, dans le respect des autres.

Cet ouvrage prend le train de cette nouvelle libération sexuelle en marche. Il s'appuie sur mon expérience et mes réflexions de femme, en couple avec un homme, mère, féministe, gynécologue-obstétricienne, ex-animatrice d'un podcast d'éducation sexuelle, mais aussi sur des sondages, des travaux universitaires, des articles de presse, des livres... et il met en valeur les personnes qui contribuent à faire bouger les lignes.

Je propose des pistes. À chacun·e de piocher ou d'inventer. La volonté n'est pas d'imposer de nouvelles pratiques. De substituer à d'anciennes injonctions de nouveaux diktats plus en phase avec l'époque. Non. Plutôt de se faire l'écho d'un monde qui mute, et de questionner ce que nous considérons comme « naturel ». Tout ceci dans une posture pragmatique. Que pouvons-nous faire, ici et maintenant, pour changer le monde, et nous transformer nous-mêmes ?

Certaines voies vous paraîtront évidentes et vous les empruntez régulièrement, d'autres désirables, d'autres enfin complètement à côté de la plaque ou utopiques. L'idée étant de prendre celle qui nous convient le mieux à un instant T, quitte à bifurquer, à faire demi-tour ou à partir dans une tout autre direction. Rien n'est figé. Offrons à notre sexualité la possibilité de se repenser, de se rediscuter, de se réinventer.

Sexe, genre et orientation sexuelle : de quoi parle-t-on ?

En langage courant, parler de sexe féminin ou masculin renvoie à l'aspect des organes génitaux externes. À un système binaire légal, consigné sur l'acte de naissance et la carte d'identité : fille ou garçon, femme ou homme. Or on sait que ce n'est pas si simple : anatomie, hormones ou encore génétique, la population intersexe (1 %, soit autant que les personnes aux cheveux roux) ne rentre pas dans ces cases. Il s'agit par exemple des femmes qui ont un taux de testostérone élevé, ou un caryotype XX avec des organes génitaux externes qui ressemblent plus à un pénis qu'à une vulve... Si vous voulez en savoir plus, vous pouvez consulter le site du Collectif intersexes et allié·e·s. Cette association est notamment à l'origine de la campagne

« Ce sera son choix : stop aux mutilations intersexes », qui dénonce l'assignation à la naissance de ces enfants à un sexe qui ne correspondra pas forcément à leur histoire future.

L'identité de genre renvoie au vécu des personnes. On appelle « cisgenre » une personne qui se définit socialement de la même façon que son assignation sexuelle. Une femme cisgenre (ou femme cis) est une femme assignée femme à la naissance, qui a été éduquée comme une femme, et qui se reconnaît dans la plupart des attributs dits féminins. Une personne transgenre ne se reconnaît pas dans son assignation sexuelle. Un homme trans, par exemple, est donc un homme qui a été assigné femme à la naissance du fait de ses organes génitaux externes, qui le plus souvent a été éduqué (par ses parents, mais aussi par l'école et toute la société) à être une petite fille, mais qui, à un moment, ne se reconnaît pas dans cette socialisation. Il est homme, et va donc entamer un processus de transition. La transition peut passer par la prise d'hormones et la chirurgie, ou non. Vous en apprendrez beaucoup sur le sujet en consultant le compte Instagram de Lexie, une femme trans (@aggressively_trans). Vous pouvez aussi regarder le documentaire de l'humoriste Océan sur sa propre transition, disponible sur France.tv Slash. Témoignage poignant et drôle de son évolution physique, psychique, politique, mais aussi des réactions de ses proches. Une personne non binaire, enfin, ne se reconnaît pas dans la dualité de ce système de genre. Quelle que soit son assignation de naissance, cette personne ne se ressent ni homme ni femme, mais entre les deux, un mélange des deux, ou aucun des deux. En tout cas, elle ne souhaite pas se définir comme partie prenante d'une des deux catégories (socialement acceptées).

Ces définitions de sexe et de genre sont indépendantes de l'orientation sexuelle qui renvoie à la pratique de la sexualité. Une personne asexuelle est une personne qui ne ressent pas de désir sexuel, une personne hétérosexuelle est attirée sexuellement par une personne de sexe opposé, une personne homosexuelle par une de même sexe, une personne bisexuelle par les deux sexes, une personne pansexuelle peut être attirée par une personne quels que soient son sexe et son genre.

«Libération sexuelle ou "pression à soulager ces messieurs"?»

Lucile Ruault

1.
La révolution sexuelle n'a pas eu lieu

Sexe partout, révolution sexuelle nulle part

Je ne vais pas refaire l'histoire de la sexualité depuis l'époque gréco-romaine. Si le sujet vous intéresse, vous pouvez lire la somme *Une histoire des sexualités*[1], coordonnée par l'historienne Sylvie Steinberg. Un ouvrage riche, qui présente la sexualité comme un « fait social total », en dialogue perpétuel avec la politique, l'économie, la science, la religion, en un mot, avec la société qui la voit évoluer. Force est de constater que des évolutions et des révolutions sexuelles, il y en a eu. À plusieurs reprises, dans notre monde occidental comme ailleurs. Je vais plutôt me concentrer sur les cinquante dernières années, et l'héritage qu'elles nous ont laissé.

Années 1970 – la révolution reproductive

Ce que l'on appelle en langage courant « LA révolution sexuelle », celle post-Mai 68, paraît bien fade et bien incomplète au regard de la situation actuelle. Depuis les années 1960, la société a certes connu de profonds changements, tant du point de vue de la sexualité que de celui du reste de la vie sociale. Mais on devrait parler plutôt de « révolution reproductive » que de libération sexuelle. Révolution permise par la légalisation de la contraception hormonale féminine et de l'avortement. Pour la première fois dans l'histoire, les femmes (et par là les couples) ont pu avoir accès à une contraception sûre, efficace, libre et légale. En 1975, grâce à la loi Veil, l'interruption volontaire de grossesse a été dépénalisée. Il s'agissait là d'avancées majeures dans la sexualité des femmes et des hommes, à n'en pas douter. Le sexe sortait du cadre du mariage et de la parentalité quasi obligatoire. Les femmes pouvaient expérimenter des partenaires multiples sans le couperet de la grossesse illégitime et du bannissement à vie de leur famille le cas échéant.

Cette période charnière des années 1970 mérite que l'on s'y intéresse de plus près. Lucile Ruault, sociologue, publie en 2019 un article au titre évocateur : « Libération sexuelle ou "pression à soulager ces messieurs" ? Points de vue de femmes dans les années 68 en France[2] ». Elle y constate que ladite « révolution sexuelle » ne semble pas avoir libéré les femmes interrogées. Au contraire, elle leur laisse le sentiment « au mieux amusé d'une inégalité dissimulée, au pire d'avoir été instrumentalisées dans une pratique destinée au plaisir des hommes[3] ». Ces femmes y dénoncent l'« existence d'une sorte de régime de sexe forcé[4] », « de pression à soulager les hommes[5] ». À propos de l'amour libre, Lucile Ruault analyse : « La norme de non-exclusivité sexuelle équivaut à l'univers de l'adultère sous des formes acceptables[6] », qui, dans les faits, profite essentiellement aux hommes et permet de renouveler leur domination, sous prétexte d'une libération. L'une des femmes interrogées, Olga, ne parle pas d'amour libre, mais plutôt d'asymétrie des relations : « Oui, c'est vrai, faut pas être jalouse [...] mais bon, non ça marche pas comme ça une relation. Moi je le faisais pas (butiner à droite à gauche)[7]. »

Toujours dans le champ sociologique, Anne-Claire Rebreyend analyse l'autobiographie d'Andrée Job-Querzola, *Avons-nous suffisamment contemplé les étoiles ?*, qui évoque Mai 68 et les deux décennies suivantes. La chercheuse constate : « La virginité n'est plus considérée comme une vertu et les filles les plus ignorantes se sentent dévalorisées[8]. » Andrée résume les enjeux : « Nous nous en sentions non seulement le droit, mais presque le devoir[9]. » La sociologue interprète : « L'initiation sexuelle, parfois dégagée de l'aspect affectif, représente un passage obligé permettant aux garçons d'accéder au statut d'homme et aux filles à celui de "femme libérée". » Mais aussi, « des militants reprochent aux militantes de ne pas être aussi libérées qu'elles devraient l'être. Andrée signale même que l'argument de la "révolution sexuelle" est rapidement devenu un lieu commun de la drague dans le milieu étudiant : ce n'est plus au nom de l'amour que les jeunes filles "cèdent", mais au nom de la "libération sexuelle" qu'elles "s'offrent". En outre, il ne s'agit pas seulement d'avoir des rapports sexuels, encore faut-il les apprécier. La "révolution sexuelle" n'est donc pas seulement l'autorisation de coucher avec qui bon vous semble, mais c'est le devoir de jouir ».

Ces travaux sociologiques ouvrent des perspectives concernant ladite révolution sexuelle des années 1970. Les femmes interrogées apportent un autre regard, forcément subjectif. Elles nous racontent leur vécu, à elles. Certaines se sont senties flouées. Pour elles, les normes changent mais ne disparaissent pas ; elles évoluent finalement au profit des hommes, renouvelant les inégalités dans le domaine de la sexualité. La libération sexuelle ? Elle aurait surtout profité à l'homme blanc hétérosexuel aisé. Ce n'est décidément pas une « révolution des 99 %[10] ». On passe d'un cadre normatif à un autre cadre normatif. Pour les femmes, l'interdiction absolue de « se donner » avant le mariage devient la sommation de « se donner » au premier venu et de jouir, même s'il s'y prend comme un manche. La notion de devoir revient à plusieurs reprises dans ces témoignages. Devoir d'avoir des rapports sexuels, devoir d'aimer ça, et devoir d'accepter sans sourciller que leur partenaire aille voir ailleurs quand elles-mêmes demeurent fidèles en couple. Ici encore, les femmes doivent être, doivent faire, doivent accepter. Et la relation sexuelle reste profondément asymétrique dans les faits, mais aussi dans les mentalités : les femmes « se donnent », les hommes prennent.

Au total, les années 1970 semblent voir l'avènement d'une révolution reproductive limitée (contraception et avortement) et d'une injonction sexuelle (le fameux « jouir sans entraves »).

Backlash, années sida, sexe de consommation

Que se passe-t-il ensuite ? Les années 1980-1990 sont les années sida. Le retour de bâton. Une véritable panique autour du sexe. L'éducation sexuelle prodiguée à notre génération est l'héritière directe de cette paranoïa : centrée sur le risque, sur les infections sexuelles transmissibles. L'insouciance a disparu : « Ne faites pas l'amour, vous risquez d'en mourir. » Seul sujet abordé ou presque : le préservatif. C'est primordial, bien sûr, mais ce ne doit pas être fait aux dépens de tout le reste : le désir, le plaisir, le respect, par exemple.

Dans le même temps et en réaction, des militant·es comme celles et ceux d'Act Up-Paris politisent la sexualité et la santé sexuelle. Ils et elles font le lien : sexualité-maladie, sexualité-politique et maladie-politique. Ils et elles accusent le gouvernement et l'industrie médico-pharmaceutique de les laisser mourir car homosexuel·les. Homosexuel·les ou appartenant à d'autres minorités : toxicomanes, sans-papiers, étranger·ères, travailleur·ses du sexe. Gouvernement et industrie sont coupables de ne pas chercher à comprendre ni à guérir cette maladie, car c'est une maladie de la honte. Maladie du sexe, et encore plus du sexe subversif, du sexe hors cadre. Dans le slogan emblématique « SILENCE = MORT » se condense la ligne politique d'Act Up : il faut rendre la maladie et les malades visibles, les nommer, les écouter, pour les prendre en charge et avoir l'ambition de les soigner. Non seulement ces luttes ont réussi à mettre la sexualité sur la table médiatique et politique, mais elles ont aussi participé à changer le paradigme en matière de santé publique. Elles ont montré que pour améliorer la santé des personnes concernées, il faut travailler main dans la main avec elles.

Enfin, les années 1990-2000-début 2010 : quels souvenirs nous ont-elles laissés ? Pour la trentenaire que je suis, des après-midi entières de mon adolescence à lire la presse féminine, à essayer d'apprendre comment faire pour qu'un garçon s'intéresse à moi – comment m'habiller ?

que dire ? que répondre ? qu'attend-il de moi ? Un peu plus tard, des conseils pour garder mon conjoint fidèle et amoureux grâce à la fellation (merci au magazine *Elle* et à son fameux article « La pipe, ciment du couple ![11] »). Aussi, le désagréable rappel, chaque printemps, que mon corps n'est pas parfait, accompagné d'une flopée d'exercices et de recettes miracles pour qu'il soit prêt pour l'été, histoire de rendre les copines jalouses et les hommes excités. Le sexe hypernormatif, hétérosexuel, focalisé sur le plaisir masculin : « Le rendre fou de désir ».

Et moi, personne n'essaie de me rendre folle de désir ? Je ne me posais pas la question à l'époque. Une jeunesse à voir fleurir des publicités de femmes à demi nues dans des positions suggestives, pour vendre une voiture ou un aspirateur. Le sexe comme outil de vente d'une société de consommation. Le corps lissé, épilé, musclé, bronzé, parfait. Aussi désirable qu'inaccessible, la combinaison parfaite pour nous vendre des techniques d'amélioration à l'infini. La pornographie qui réussit à cumuler toutes ces tares, se faisant le reflet de notre manque d'imagination, de notre étroitesse d'esprit, de notre confort à rentrer dans les cases. Sexes glabres, corps lubrifiés, pénis imposants, vulves lisses, montée de désir nulle, préliminaires centrés sur la fellation, pénétration vaginale, pénétration anale, éjaculation, rideau.

Ces cinquante dernières années n'ont vu ni la disparition d'injonctions diverses et contradictoires, ni celle d'un système sexuel patriarcal violent. La libération sexuelle reste à venir, libération peut-être possible grâce à une éducation sexuelle que l'on dit positive.

« Le premier problème pour nous tous, hommes et femmes, n'est pas d'apprendre, mais de désapprendre[1]. »

Gloria Steinem

2.
Une éducation sexuelle institutionnelle ?

L'éducation sexuelle positive

Ces dernières années, impulsés par des institutions telles que l'Organisation mondiale de la santé (OMS), des termes comme « santé sexuelle », « droits sexuels », « droits humains » sont apparus, plaçant d'emblée la question de l'éducation sexuelle dans une problématique globale, médicale, mais aussi juridique, économique et sociale. On peut lire sur le site de l'OMS la définition suivante : « La santé sexuelle est un état de bien-être physique, mental et social dans le domaine de la sexualité. Elle requiert une approche positive et respectueuse de la sexualité et des relations sexuelles, ainsi que la possibilité d'avoir des expériences sexuelles qui soient sources de plaisir et sans risque, libres de toute coercition, discrimination ou violence. »

L'éducation sexuelle positive découle de cette conception globale de la santé sexuelle. Bien sûr, il faut apprendre à se prémunir des infections sexuellement transmissibles et des grossesses non désirées. Mais comment lutter contre la violence sans prendre conscience des mécanismes de domination ? Comment parler de plaisir sans connaître l'anatomie et le fonctionnement des organes génitaux ? Comment comprendre la contraception (et donc l'utiliser de manière efficace) sans avoir assimilé le cycle menstruel et la fécondation ? Comment espérer des relations libres sans être au clair sur le consentement ? Comment lutter contre les discriminations sans avoir une démarche inclusive, parler de tous les sexes, de tous les genres, de toutes les orientations sexuelles sans avoir libéré ces notions de toute hiérarchie et de tout jugement ? Comment penser sa sexualité dans la vie réelle, avec son gras, ses poils et ses odeurs, si l'on n'est pas un minimum critique face aux corps parfaits sur papier glacé (et sur Instagram...) ? Comment être inventif·ve sur ses propres scripts sexuels lorsqu'on nous vend le porno *mainstream* comme LA manière de « faire du sexe » ? Voilà l'ambition de l'éducation sexuelle positive. Répondre à ces questions et à toutes les autres, celles que les enfants et les adolescent·es se posent spontanément.

Alors bien sûr, il y a différentes étapes dans l'éducation à la sexualité. On n'apprend pas la même chose à 8, 15 ou 30 ans. Et j'ai envie d'ajouter à 50 ou 60 ans. C'est un processus, un chemin de vie.

L'éducation sexuelle positive a été sacrifiée, dans un premier temps sur l'autel du risque et de l'hygiénisme, puis sur celui, radicalement plus dangereux, des opposants à la « théorie du genre » et autres « manifestant·es pour tous », ces dernier·es redoutant que l'on enseigne l'art de la fellation à leurs innocentes têtes blondes de moins de 10 ans. Cette peur reflète la méconnaissance totale de l'essence même de l'éducation sexuelle, et insulte au passage l'ensemble des professionnel·les de l'éducation et de la santé impliqué·es.

La difficile mise en place à l'école

Rappelons-nous la récente polémique autour de Marlène Schiappa, en 2018, alors qu'elle était secrétaire d'État chargée de l'Égalité entre les femmes et les hommes. Elle a annoncé la publication d'une nouvelle circulaire qui existait depuis fort longtemps : les trois séances d'éducation sexuelle par an aux enfants. Pour rappel, la loi du 4 juillet 2001 (elle date de presque vingt ans) relative à l'IVG et à la contraception prévoit qu'une « information et une éducation à la sexualité [soient] dispensées dans les écoles, les collèges et les lycées à raison d'au moins trois séances annuelles et par groupes d'âge homogènes[2] », et que ces séances « contribuent à l'apprentissage du respect dû au corps humain[3] ». Selon le Haut Conseil à l'égalité entre les femmes et les hommes (HCE), la manière d'envisager ces séances doit être « fondée sur l'égalité des sexes et des sexualités, adaptée à l'âge, basée sur des informations scientifiques, sans jugement de valeur. L'éducation à la sexualité vise, à partir de la parole des jeunes, à les doter des connaissances, compétences et savoir-être dont ils et elles ont besoin pour une vie sexuelle et affective épanouie. Cette éducation s'inscrit dans une conception holistique de la santé et est un outil indispensable pour atteindre l'égalité femmes-hommes[4] ».

Le problème, c'est que ce n'est pas mis en place, car il n'y a ni harmonisation ni obligation à l'échelle nationale. Les structures font ce qu'elles veulent (et ce qu'elles peuvent), avec des professeur·es qui, la plupart du temps, ne sont pas formé·es à aborder ces sujets. Le baromètre élaboré par le HCE au cours de l'année scolaire 2014-2015 auprès de 3 000 établissements scolaires (publics et privés) révèle que 25 % d'entre eux n'ont pas instauré de séances dédiées et que, lorsque c'est le cas, cette éducation se focalise encore beaucoup sur le risque (contraception, grossesse, IST), ne prenant pas en compte les notions de désir et de plaisir, ou la lutte contre les violences sexistes et sexuelles.

Devant ce rapport du HCE relativement alarmant, le politique s'empare du sujet et annonce donc, par la voix de Marlène Schiappa, vouloir donner les moyens pour que ces cours soient mis en place dans des conditions correctes. Levée de boucliers des réactionnaires de tout bord, conséquences délirantes : insultes, menaces de mort, de viol sur la secrétaire, fausses informations sur le contenu des séances (accusées de vouloir apprendre la masturbation aux enfants de maternelle...).

La désagréable sensation de revivre la même crise qu'avec les « ABCD de l'égalité », qui avaient pour but d'interroger les stéréotypes de genre à l'école, mis en circulation à la rentrée scolaire 2013 puis retirés au bout de quelques mois devant la résistance des mouvements conservateurs et d'extrême droite. L'égalité entre les femmes et les hommes est-elle si effrayante ? On sait pourtant que les représentations liées au genre débutent tôt dans l'enfance. Ne voulons-nous pas apprendre aux petit·es que leur corps leur appartient ? C'est cependant un moyen de les armer contre la pédocriminalité en leur permettant de la reconnaître et de la dénoncer.

Par ailleurs, en ce qui concerne les adolescent·es, nous sommes face soit à du déni, soit à de la bêtise pure et simple. Ce n'est pas en faisant comme si « la chose » n'existait pas qu'elle disparaît ! Les jeunes sont avides d'informations, mais ni l'école ni leurs parents ne les leur apportent encore aujourd'hui. Ils et elles ne se disent pas « tant pis, je ne saurai rien », mais vont chercher l'information là où elle existe, comme nous à leur âge.

Est-ce parce que ces adultes n'ont pas reçu non plus cette éducation sexuelle à leur époque ? Parce que le sujet de la sexualité est encore un tabou dans notre société ? Parce qu'ils et elles n'ont pas déconstruit leurs propres croyances et ne peuvent donc transmettre à leurs enfants qu'un message moralisateur et/ou hygiéniste sur le sujet ? Défaillance de l'école, défaillance des parents. Vers qui et quoi se tourner ? Les camarades, les films pornographiques, Internet, les podcasts, les comptes Instagram. Les ressources sont nombreuses, le problème étant qu'elles ne sont pas toutes de qualité et de fiabilité équivalentes. *In fine*, si l'école et les parents ne veulent (ou ne peuvent) pas se mouiller, peut-être devrait-on tout de même avoir l'ambition d'apprendre aux enfants et aux ados à démêler les contenus, et à se diriger vers des supports adaptés (égalitaires, bienveillants, inclusifs, non prescriptifs).

« Ne nous libérez pas, on s'en charge ![1] »

Slogan féministe

3.
L'offre florissante d'éducation sexuelle populaire

Sur Instagram, les militantes se sont saisies du sujet, prônant une sexualité positive, au contenu résolument féministe et inclusif (pour la plupart). Malheureusement, ces comptes sont trop souvent censurés par Instagram : invisibilisés (à coups d'algorithme les défavorisant) voire supprimés. Début 2019, @jouissance.club en a fait les frais et a été censuré après un signalement pour « non-respect des conditions d'utilisation ». La résistance s'organise : les comptes soutiens et amis se révoltent et lancent le #sexualityisnotdirty. Ils défendent le droit de parler de sexualité à des fins éducatives (au sens large), et pointent du doigt l'impunité dont bénéficient des comptes influents liés à la pornographie comme Dorcel ou Pornhub. La réponse d'Instagram est rapide : suppression de nouveaux comptes féministes... À ce jour, toujours pas de politique claire de l'application, des comptes régulièrement « *shadow banned* » (aux publications rendues peu visibles par l'algorithme), et une conception du corps des femmes bien réactionnaire. Une femme déguisée en soubrette aux poses suggestives pour un géant du porno : oui ; un téton visible ou une mère qui allaite : non. Deux poids, deux mesures.

La révolution sexuelle sur Instagram

Voici une liste non exhaustive de ces comptes :
@clitrevolution : politique et féministe, pour explorer la sexualité féminine et ses révolutions aux quatre coins de la planète
@jouissance.club : le plus didactique, avec des dessins et commentaires explicites, décentre la pénétration, inclusif, pour faire bouger nos scripts sexuels

@tasjoui : remet en question les stéréotypes autour de la sexualité féminine
@gangduclito : la référence en matière de masturbation féminine
@orgasme_et_moi : des témoignages d'hommes et de femmes concernant le sexe et les relations amoureuses et sexuelles
@mashasexplique : qui parle autant de post-partum que de sex-toys
@brio.ados : « Le dictionnaire pour tou·tes des mots de l'adolescence »
@sapphosutra : un *Kama-sutra* lesbien
@cox_x_x_audio et @vox_xx_audio : les comptes correspondant aux podcasts du même nom, pour un porno audio, créé par LéléO, Karl Kunt et Olympe de G., produits par MINDKINO
@planningfamilial : l'association d'éducation sexuelle populaire historique s'engage sur Instagram.
En vrac, des comptes d'éducation sexuelle : @lecul_nu, @sexplorer.podcast, @sexpedition, @desculottees, @lafaqdecamille, @cyclique_fr, @lesflux.fr

Il n'y a pas qu'Instagram qui fait bouger les lignes dans les représentations et les discours populaires autour des sexualités.

Olympe de G., réalisatrice, ouvre la voie d'un nouveau porno dans ses courts métrages (produits par Erika Lust). Un travail féministe, inclusif, respectueux des acteurs et actrices. La série *Sex Education*, au titre pour le moins évocateur, diffusée sur Netflix, est acclamée. La photographe et réalisatrice Charlotte Abramow a d'ailleurs réalisé un manuel d'éducation sexuelle pour le lancement de la saison 2, qui a remporté un succès tout aussi franc. Dans un autre registre, avec la journaliste sexo Queen Camille, j'ai répondu pendant plus d'un an aux questions que se posaient les ados concernant leur sexualité dans le podcast « Coucou le Q » (par le magazine en ligne *MadmoiZelle*). La liste est loin d'être exhaustive, je ne cite là que quelques exemples d'initiatives de mise à disposition de nouveaux outils d'éducation sexuelle.

Il me semble finalement que la sexualité ne peut rester sous le joug du corps médical ou sous celui du corps éducatif. Bien sûr, et nous l'avons déjà évoqué dans le précédent chapitre, l'école, les professionnel·les de santé et les parents doivent proposer des contenus de qualité. Leur rôle est de fournir les outils pour se forger un esprit critique face à la multiplicité des sources. Cependant, il est primordial d'élargir le concept de santé sexuelle, de sortir du cabinet médical et de l'école, et de se réapproprier réellement les connaissances théoriques et pratiques concernant le corps. La sexualité est un bon exemple de cette méconnaissance, mais ce processus nécessaire touche la médecine dans son ensemble. Nous manquons globalement de culture sur notre santé, notre anatomie, notre physiologie. Alors évidemment, cela concerne les organes génitaux aussi. Nous reparlerons plus loin des objectifs et des outils de réappropriation des savoirs sur les corps, promus et popularisés par les militantes féministes.

Ces propos ne sont pas du goût de certaines instances officielles de promotion de la santé sexuelle. Le 1er juillet 2019, le compte Twitter @assises_sexo (des Journées francophones de la sexologie et de la santé sexuelle, congrès qui réunit les professionnel·les autour de la question) publie : « Réseaux sociaux. Comme moyen de faire disparaître des tabous et des idées reçues. Attention aux sources. Citer comme référence sa propre vie sexuelle ne suffit pas pour conseiller. Il faut se former », en réponse à un article du *Monde*[2] titré « Sur Instagram, une révolution sexuelle à coups de hashtags ». Un bon exemple de la mainmise du corps médical sur la sexualité. Et de l'impossibilité à penser que l'on puisse être expert·e d'un sujet sans passer par la case « formation diplômante ».

C'est bien mal connaître ce que font les personnes derrière les comptes Instagram cités dans l'article ! Ce ne sont pas des comptes de sexologie. Ici, pas de conseils normatifs ni de prescriptions hasardeuses, et un renvoi vers les professionnel·les lorsque cela est nécessaire. Ce sont des comptes qui ont vocation à partager des expériences. Ils reposent sur de nombreux témoignages, avec des milliers de *followers*, qui commentent et réfléchissent ensemble aux problématiques liées à la sexualité. Encore une fois, la sexualité concerne tout le monde ! Les spécialistes ne peuvent pas être les seul·es à avoir le droit d'en parler. Ce tweet est très réducteur, et fait un mauvais procès à ces comptes. En tant que professionnel·les de santé, il nous faut voir ça comme une chance. C'est une mise en commun des savoirs extraordinaires, et les professionnel·les auraient tout intérêt à les consulter – de la même manière que j'encourage les gynécologues à lire le récit d'expériences gynécologiques et obstétricales traumatisantes (ou heureuses d'ailleurs). Lorsqu'on est professionnel·le de santé, on aborde les sujets avant tout à travers le prisme de la pathologie, de la maladie. Or ces comptes prônent une sexualité positive et décomplexée, et visent à lever les tabous qui l'entourent. C'est salutaire, et complémentaire. La sexualité humaine est multiple, protéiforme ; le caractère foisonnant de ces témoignages le montre bien. Nous ne pouvons pas nous autoproclamer détenteurs et détentrices du savoir sur la sexualité humaine. Il doit véritablement s'agir d'un partage des connaissances, d'une co-construction de savoirs et pratiques sur le sujet, pour une meilleure représentation de la diversité des réalités.

« La liberté de jouir restreint la liberté humaine si on n'est pas libre de ne pas jouir. »

Inspiré par Sara Ahmed

4.
Sexualité libérée, sexualité libératrice

Libérée de quoi, cette sexualité ?

La libération sexuelle s'articule, il me semble, autour de deux notions clés : la liberté de choix et la justice sexuelle. Il s'agit, d'une part, d'exercer un choix véritable et non contraint dans tous les aspects liés à la sexualité et, d'autre part, d'évoluer dans une société égalitaire. Une égalité qui ne se prendrait pas les pieds dans le tapis d'une conception universaliste selon laquelle tous les individus sont pareils, et qui implique l'idée qu'il suffit de penser et de dire qu'ils sont égaux pour rendre cela réel ; mais qui, au contraire, respecterait et prendrait en compte les particularités de chacun·e. Une égalité dans la différence, mais une différence non hiérarchique : ce n'est pas parce que nous sommes physiquement et socialement différent·es que nous ne devons pas bénéficier des mêmes droits ; et nous devons repérer ces différences, qui peuvent provoquer des inégalités, afin de rétablir une justice.

Commencer l'exercice de son libre arbitre concernant la manière de pratiquer sa sexualité signifie peut-être avant tout se débarrasser de l'héritage de ce sacré slogan : « Jouir sans entraves ». De cette fascination pour les sexualités débridées semblant représenter le summum de l'épanouissement.

Pour la chercheuse féministe Sara Ahmed :

« La liberté d'être heureux restreint la liberté humaine si on n'est pas libre de ne pas être heureux[1]. »

Si, dans cette phrase, on remplaçait « heureux » par « jouir » ?

« La liberté de jouir restreint la liberté humaine si on n'est pas libre de ne pas jouir. »

La libération sexuelle ne doit pas être une injonction à jouir. La libération sexuelle doit d'ailleurs sortir de la question prédominante dans le débat actuel qui est celle du plaisir féminin. Bien sûr, il est important d'en parler, et si certaines féministes le mettent tant sur le devant de la scène, c'est qu'il a été oublié beaucoup trop longtemps. Cependant, il ne doit pas éclipser le reste, au risque de reproduire les lacunes de la « révolution sexuelle » des années 1970. La sexualité est partout, mais il n'y a pas que le sexe dans la vie ! Il y a des moments où l'on n'a simplement pas envie, où l'énergie est ailleurs, où ce n'est pas la priorité. Cela peut être ponctuel, ou prolongé. Le manque de désir peut ne concerner qu'un pan de la vie sexuelle, par exemple celle qui est partagée, alors que le désir masturbatoire est intact. On peut aimer quelqu'un·e, sincèrement et profondément, avoir envie d'intimité, de câlins, de caresses, sans que cela soit trop poussé et implique une quelconque pénétration ou de se dénuder.

Penser sa sexualité, c'est aussi accepter que le sexe n'est ni nécessaire ni suffisant à une vie heureuse, épanouie, qui a du sens pour nous. C'est libérer la sexualité de la pression intense qu'elle peut engendrer. Ne pas se sentir obligé·e d'avoir testé tous les sex-toys du marché, d'avoir coché la case « sexe avec menottes et bâillon » à 25 ans ou de connaître sur le bout des doigts le *Kama-sutra*. C'est accepter que, parfois ou toujours, ce qu'on veut, c'est faire l'amour tendrement dans le noir ! Qu'on peut désirer du sexe ludique ou du sexe sentimental en même temps ou alternativement, ou jamais l'un ou toujours l'autre. C'est déjà un bon début sur le chemin de l'exercice de sa liberté de choix. La suite sera plus détaillée dans les prochains chapitres.

Revenons pour l'instant à cette histoire d'égalité dans la différence, mentionnée en début de chapitre. Un pénis n'est pas un vagin, certes. Un utérus peut porter un enfant, d'accord. Nous avons tous et toutes des corps différents. Et cette différence concerne non seulement le sexe, le genre ou l'orientation sexuelle, mais aussi la race, la classe, le poids, le handicap... Cela doit-il nous empêcher de bénéficier des mêmes droits ? Une femme doit-elle être sans cesse ramenée à sa potentielle maternité parce qu'elle héberge un utérus ? Une femme infertile ou née sans ovaires est-elle moins une femme que les autres ? Je n'appelle pas à rejeter ce qui est lié à notre corps et à notre biologie, mais plutôt à ne pas y être enchaîné·e. Et à ne pas minimiser la composante sociale de nos comportements. Car si la pression à enfanter est si forte chez les femmes de plus de 30 ans, ce n'est pas tant parce qu'elles sont porteuses d'un utérus ou d'ovaires, mais surtout parce que la société leur dicte que c'est le comportement attendu d'elles. L'horloge biologique est au moins autant une horloge sociale. C'est la norme. On n'est pas obligé·e de rejeter la norme, on peut même s'y sentir à l'aise et vouloir l'embrasser, cela n'empêche pas d'avoir un regard critique sur les raisons qui nous poussent à faire certains choix.

Je ne remonterai pas ici aux racines de la domination masculine. Il y a d'ailleurs de nombreuses hypothèses concernant les origines du patriarcat, mais aucune ne fait consensus. On ne sait pas pourquoi, à toutes les époques et sur tous les continents, les hommes ont dominé les femmes. Ou pourquoi les femmes se sont soumises aux hommes[2], selon le point de vue... Ma posture est avant tout pragmatique. Que faire, ici et maintenant, dans la société qui est la nôtre, pour faire bouger les lignes et interroger les normes ?

> *« La femme n'est victime d'aucune mystérieuse fatalité [...] : il ne faut pas conclure que ses ovaires la condamnent à vivre éternellement à genoux[3]. »*
>
> **Simone de Beauvoir**

De la même manière, de nos jours, la possession d'un pénis ne saurait justifier le mépris, la violence physique ou verbale, ou le désinvestissement dans la responsabilité de la gestion des risques sexuels. Cette nouvelle libération sexuelle est avant tout, pour l'instant, une lutte féministe. Celle que Camille Froidevaux-Metterie appelle « la bataille de l'intime[4] ». Il est temps que les hommes y assument pleinement leur part. Et pas seulement en tant que soutiens ou alliés. Non, en véritables acteurs.

On dit souvent que les hommes résistent au changement parce qu'ils ne veulent pas partager le gâteau, ou, pire, renoncer au dessert dont ils s'empiffrent depuis des millénaires. Dans le champ de la libération sexuelle, les hommes ont pourtant beaucoup à gagner. Du point de vue purement sexuel, ils pourraient s'alléger du poids de la virilité et des représentations asphyxiantes qui lui sont associées. D'un point de vue plus global, outre la joie intrinsèque de vivre dans un monde égalitaire, où la volonté de chacun·e serait respectée, s'affranchir, être responsable du dépistage de ses IST, assumer sa charge contraceptive, pouvoir s'investir réellement dans son rôle de père si l'on choisit la parentalité, voici quelques exemples parmi tant d'autres de perspectives tout à fait désirables. Voilà quelques carottes pour vous persuader, messieurs, d'entrer dans le combat, si jamais c'était nécessaire.

Alors libérons la sexualité, mais aussi libérons-nous grâce à notre sexualité.

La mise en commun des expériences, un acte libératoire

Dans son travail sociologique sur les femmes dans les années 1970, Lucile Ruault analyse l'effet positif qu'a eu, pour les femmes, le fait de parler d'intime et de sexualité. Elle évoque les groupes en non-mixité du Mouvement pour la liberté de l'avortement et de la contraception (MLAC, un collectif de militant·es), et l'« effet émancipateur des mises en commun des vécus sur la contraception, les jouissances et les insatisfactions[5] ». La sociabilité entre femmes « active l'appropriation par les femmes de la sexualité[6] ». Elle cite Brigitte, qui raconte la sororité, s'en étonne parce qu'on l'a élevée dans l'idée que les femmes sont des rivales, rencontre des femmes évoquant le plaisir et l'orgasme quand ça n'avait jamais été le cas, quand toutes les choses du corps génital féminin étaient renvoyées à la maladie, ou tues sous peine de sanction. En parler comme quelque chose de « normal » est une grande nouveauté, et c'est jouissif ! Ces femmes expérimentent le pouvoir du groupe : la sororité, la mise en commun des expériences, l'écoute, le soutien. C'est libératoire et créateur de liens. Cela permet de conquérir son espace, de posséder une « chambre à soi[7] », de cultiver sa force, d'exercer sa liberté.

> *« Seules dans notre malheur, les femmes,*
> *L'une de l'autre ignorée,*
> *Ils nous ont divisées, les femmes,*
> *Et de nos sœurs séparées. [...]*
> *Connaissons notre force, les femmes,*
> *Découvrons-nous des milliers ! [...]*
> *Reconnaissons-nous, les femmes,*
> *Parlons-nous, regardons-nous,*
> *Ensemble, on nous opprime, les femmes,*
> *Ensemble, révoltons-nous[8] ! »*

Hymne du MLF

À quand la même chose pour les hommes ? Des cercles de parole où ils pourraient échanger, évoquer leurs envies, leurs doutes, leurs incertitudes. On n'apprend pas aux garçons à parler, à exprimer leurs émotions, ni vraiment à écouter d'ailleurs. L'empathie serait une qualité « féminine ». Or l'empathie, définie par le neuroscientifique Jean Decety comme la « capacité à se mettre à la place d'une autre personne pour comprendre ses sentiments[9] », améliore les relations en général. Est-ce vraiment une faculté intuitive ? Ou bien pousse-t-on les petites filles à développer cette qualité tout en l'inhibant chez les petits garçons, accomplissant par là même une sorte de prophétie autoréalisatrice, produisant des femmes réellement plus empathiques que les hommes ?

Prendre le pouvoir, en soi et pour soi

Le philosophe Michel Foucault, à propos de la puissance créatrice de la sexualité, de son potentiel transformateur : « Nous devons comprendre qu'avec nos désirs, à travers eux, s'instaurent de nouvelles formes de rapports, de nouvelles formes d'amour et de nouvelles formes de création. Le sexe n'est pas une fatalité ; il est une possibilité d'accéder à une vie créatrice[10]. »

« Tant qu'on n'aura pas aboli le patriarcat, les femmes auront plus de mal à jouir que les hommes[11] », dit Nina Faure. Je ne peux pas être d'accord avec cette position. Bien sûr, l'objectif *in fine* est d'abolir le patriarcat. Mais en attendant, que fait-on ? Point de salut dans les relations hétérosexuelles ? Lesbianisme politique obligatoire ? Nina Faure (dont j'apprécie beaucoup le travail par ailleurs) oublie ici la dimension intime de la révolution. Sa posture me paraît trop victimaire. Tout le monde peut améliorer sa sexualité, en travaillant sur soi et avec les autres, malgré le système global défavorable. Tout le monde peut être plus libre dans sa vie grâce à la maîtrise de sa sexualité, maîtrise pouvant aussi consister à ne pas avoir d'activité sexuelle, ou très peu. Mais faire ses propres choix, en son âme et conscience. S'autoriser à être qui l'on veut, à avoir plusieurs facettes, à évoluer, à changer d'avis, à se tromper, dans sa sexualité comme dans sa vie ! Prendre le pouvoir dans le domaine de la sexualité, prendre le pouvoir partout, dans la vie publique comme privée.

Mais attention, il n'est pas question ici de prendre le pouvoir SUR quelqu'un·e. Ni d'écraser les hommes, ni de se sentir supérieure aux autres femmes (et inversement). L'enjeu n'est pas de renverser l'ordre établi pour passer de dominé·e à dominant·e, mais bien d'abolir les hiérarchies et de réinventer en ce sens les pratiques du sexe et de la sexualité. Ressentir la force, en soi et pour soi.

« Nous ne sommes pas intéressé·es par le changement de places. Ce que nous voulons, c'est qu'il n'y ait plus personne au bas de l'échelle ; que l'échelle disparaisse d'ailleurs[12] », réaffirme dans une perspective intersectionnelle (croisant les questions de sexe, de race, de classe) le collectif afroféministe Mwasi.

« La liberté intellectuelle dépend des choses matérielles. La poésie dépend de la liberté intellectuelle[1]. »

Virginia Woolf

5.
Une bataille de privilégiées ?

C'est un reproche récurrent adressé aux militantes de l'intime : la bataille de la sexualité serait réservée aux femmes privilégiées, blanches, cisgenres, hétérosexuelles, appartenant aux catégories socioprofessionnelles supérieures. Il y aurait des combats plus importants : l'écologie, le racisme ou les luttes sociales, par exemple. Je ne souscris pas à cette vision. Il n'y a pas de hiérarchie dans l'engagement. Il n'y a pas un thème plus important qu'un autre. Ils se rejoignent et se complètent tous dans la conquête de la justice. Les inégalités dans le sexe sont le reflet des inégalités en matière de salaires, de travail domestique, de violences subies… La guerre est partout, en même temps, sur tous les fronts.

Ce nouveau souffle sexuel ne peut rester l'apanage de femmes blanches et aisées. Il doit être saisi par toutes et tous : hommes cisgenres, personnes LGBTQI+, racisées, grosses, handicapées. À titre personnel, je ne parlerai pas à leur place. Cependant, je vois bien que certaines sexualités restent impensées, ou du moins invisibilisées. Certain·es se sentent fétichisé·es du fait de leur race ou de leur poids. Le patriarcat frappe aveuglément, mais quand même plus certains groupes. Près de 80 % des femmes en situation de handicap sont victimes de violences (physiques, psychologiques, conjugales, économiques), et celles-ci ont quatre fois plus de risque que les autres femmes de subir des violences sexuelles[2]. Les personnes trans, outre les insultes et le harcèlement subis au quotidien, ont difficilement accès à des soins médicaux, y compris en matière de santé sexuelle, en raison de la méconnaissance de leurs besoins particuliers par les professionnel·les du soin.

Je me rappelle ce tweet de Baptiste Beaulieu, médecin, romancier, gay, en octobre 2018 :

« Arrêtez de prôner la "tolérance" dès qu'on parle des LGBT+ tabassés. On vous demande pas de nous "tolérer" (non mais paye ta condescendance !). LA TOLÉRANCE C'EST POUR LE LACTOSE », en réponse au président de la République, Emmanuel Macron, qui appelait à « l'humanité et la tolérance qui sont au cœur de notre culture » le lendemain d'une agression homophobe en Bretagne. Et, devant la polémique que son tweet a créée, de rappeler la définition du mot « tolérer[3] » : « Permettre quelque chose bien que ce ne soit pas conforme au règlement, au statut, à la loi ; Considérer avec indulgence quelque chose, un comportement, ne pas le punir, le laisser passer ; Supporter quelqu'un, quelque chose, accepter leur présence. »

Il ne s'agit pas ici de faire un procès au mot « tolérance » ou de minimiser les bonnes intentions de celles et ceux qui l'emploient. Il ne me semble pas qu'il y ait un meilleur terme dans la langue française pour exprimer cette idée. Cependant, je ne peux que comprendre cet accès de colère de Baptiste Beaulieu, et sa revendication bien légitime du droit à exister, tout simplement, sans condition. Beaucoup seront d'accord pour dire qu'aller au-delà de la tolérance, et lutter pour la diversité et contre les discriminations est un programme désirable, dans tous les domaines. Je ne vois pas pourquoi la sexualité en serait exclue.

Et alors, les femmes privilégiées, jouissent-elles mieux ? On ne le sait pas, mais les femmes des catégories socioprofessionnelles supérieures paraissent à première vue plus « libérées ». L'enquête menée en 2019 par l'Institut français d'opinion publique (IFOP) sur la sexualité des Françaises[4] nous apprend ainsi que les femmes des catégories socioprofessionnelles supérieures se masturbent plus (85 % contre 61 % chez les ouvrières), consomment plus de pornographie (62 % contre 34 %), utilisent plus de sex-toys (58 % contre 42 %), sont moins nombreuses à « mal connaître » leurs zones érogènes (17 % contre 25 %). De plus, elles (ainsi que leur partenaire) semblent plus enclines à sortir des pratiques sexuelles traditionnelles, 33 % d'entre elles ayant déjà pénétré digitalement leur partenaire (contre 12 % chez les ouvrières), et 21 % (contre 9 %) s'étant initiées à l'anulingus sur lui. Alors bon, il ne s'agit que de quelques statistiques, sur une portion réduite de la population. Ces résultats ne sont pas accompagnés d'une enquête qualitative, fondée sur le vécu des personnes, à même de creuser ce qui apparaît à première vue comme des différences de classe concernant la sexualité.

Néanmoins, une piste de compréhension réside peut-être dans la lecture de l'essai *Une chambre à soi*, de Virginia Woolf. L'autrice y montre qu'il est nécessaire de posséder son propre lieu et un minimum d'indépendance financière pour exercer sa liberté d'écrire et de créer. On peut mettre en parallèle le besoin de jouir d'un espace, mental et physique, temporel et financier, pour penser sa sexualité et la bousculer.

Égalité sexuelle, égalité sociale : même combat ? La conclusion est probablement trop hâtive. Et je reviens finalement à cette critique du champ de la sexualité comme terrain de bataille des privilégiées. On ne laisse pas assez la place à la majorité (invisible) de s'exprimer. À l'heure actuelle, ces questions sont accaparées massivement par la classe des femmes « déjà émancipées » ou en voie de l'être. Pourquoi ces guillemets ? Comme je l'ai déjà dit, l'émancipation actuelle est encore beaucoup trop imprégnée de l'idée éculée que nous nous faisons d'une « femme libérée », héritière des années 1970. Est-on réellement plus épanouie, évolue-t-on dans des relations plus égalitaires, si l'on peut faire un anulingus à son partenaire ? Les questions de ce sondage sont orientées : on attend des femmes qu'elles disent qu'elles sont libérées ou qu'elles ne le sont pas, selon nos nouvelles normes post-« révolution sexuelle ». On méconnaît la capacité d'agir des femmes dans leur quotidien.

In fine, révolution de privilégiées ou non, j'arrive à la même conclusion : de l'intime au politique et inversement, il ne peut y avoir libération personnelle sans réflexion collective, et cette mise en commun des expériences doit prendre en compte les vécus de tous et toutes. À nous de mettre sur la table les sexualités et les existences « non privilégiées ».

« Est-ce que c'est bien clair pour
tout le monde ?
– Pardon, moi je reviens juste sur un
point qui est pas forcément hyper limpide.
Quand une fille dit Non, j'ai l'impression
quand même que souvent ça sous-entend
que c'est...
– C'est NON. »

Extrait du clip de la chanson
« Balance ton quoi », Angèle

6.
Le consentement après #MeToo

La culture du viol

Je ne vous apprends rien, il y a un avant et un après #MeToo dans notre rapport au consentement. Ce hashtag ainsi que son équivalent français #BalanceTonPorc ont créé un véritable séisme pour tous et toutes. En 2017, le monde semble découvrir que les violences sexuelles sont systémiques. Ce n'est pas un individu isolé qui est concerné, même si l'affaire Weinstein a servi de détonateur. Cela ne touche pas seulement une industrie, un milieu, même si le cinéma en a été la première scène. On ne parle pas de quelques obsédés sexuels multirécidivistes. Le « porc », l'agresseur, le violeur, c'est notre chef, notre voisin, notre frère, notre beau-père, notre fils. «*El violador eres tú*» («Le violeur, c'est toi»), scande le collectif de militantes chiliennes Las Tesis en novembre 2019 dans une vidéo devenue virale. La performance est reproduite dans le monde entier, y compris sur la place du Trocadéro à Paris.

Nous prenons conscience que nous vivons dans ce que l'on appelle une «culture du viol», et que nous en avons intégré les codes dès la plus tendre enfance. Que les violences sexuelles peuvent prendre de multiples visages, le viol façon «couteau sous la gorge par un inconnu dans une ruelle» étant le plus redouté, mais finalement le moins fréquent. Chaque année, en France, 93 000 femmes déclarent avoir été victimes de viol ou tentative de viol, soit un viol toutes les sept minutes, et dans 90 % des cas, la victime connaît son agresseur[1]. En 2019, on comptait un féminicide tous les deux jours[2].

La culture du viol, ce sont toutes les excuses que l'on trouve au violeur, et tous les torts que l'on renvoie à la victime. Ce sont les « mais quand même, tu l'as pas mal allumé pendant la soirée, et puis t'avais une jupe très courte aussi ». Une enquête conduite par Ipsos menée un an et demi après le début du mouvement #MeToo montre que si la victime a eu une attitude jugée « provocante », la responsabilité du violeur est atténuée pour 42 % des répondant·es[3]. Le même rapport nous apprend que 57 % des personnes interrogées considèrent qu'il est plus difficile pour un homme que pour une femme de maîtriser son désir sexuel, et encore que 17 % pensent que beaucoup de femmes qui disent « non » à une proposition de relation sexuelle veulent en fait dire « oui ».

La culture du viol, c'est aussi : « Je suis ton mari, j'ai bien droit à une fellation de temps en temps, c'est ton devoir conjugal ! » Entre devoir conjugal et viol conjugal, il n'y a qu'un pas. Ou plutôt non, il n'y en a pas. Ce sont d'exacts synonymes, depuis un changement récent de législation (1992).

La culture du viol, c'est érotiser les rapports de force dans la relation sexuelle. L'écrivaine

Wendy Delorme[4] explique comment les films de la série *Angélique*[5] diffusés le dimanche après-midi à la télévision ont façonné son imaginaire érotique de petite fille, lui rendant désirable l'idée qu'un homme la prenne violemment, sans son consentement. C'est Isabelle (Cécile de France) dans *L'Auberge espagnole*[6], film culte de la génération des trentenaires et des quadragénaires, qui explique à Xavier (Romain Duris) comment se comporter avec une fille: «Vous les mecs, vous comprenez rien aux femmes. […] les femmes ont une psychologie différente de la vôtre. […] Tu la maintiens bien fort contre toi, tu l'empêches de bouger, faut qu'elle sente que tu la tiens fermement. Contrairement à toutes les conneries qu'elles pourront dire là-dessus, la plupart des femmes ont envie de cette fermeté-là, d'être prisonnières.» Puis elle le plaque contre un mur et lance: «Tu la serres fort contre toi; […] elle va paniquer, tu la calmes.» Drôle de représentation de ce que devrait être le désir masculin: «Je veux obtenir les faveurs de cette femme car précisément elle se refuse à moi.» Le harcèlement sous couvert de séduction… On insiste jusqu'à ce qu'elle cède. Or céder n'est pas consentir. Céder, c'est laisser tomber. Céder est un bien triste verbe.

Comment les enfants et les adolescent·es qui voient ce genre de représentations, dans les livres, séries ou films, peuvent-ils et elles les mettre à distance ? Comment ne pas fabriquer des garçons qui pensent que les femmes désirent des « hommes virils » qui imposent leur désir sexuel, consentement explicite ou non ?

Le mouvement #MeToo a mis en perspective ces problématiques. Au-delà du viol caractérisé et de l'abus de pouvoir, cette vague de libération de la parole nous amène à repenser la différence entre drague et harcèlement, entre présomption de consentement et consentement explicite. L'expression populaire « Qui ne dit mot consent » est obsolète. Non, qui ne dit mot ne consent pas. Le consentement tacite n'a plus sa place ici. Le consentement enthousiaste, la communication verbale et le langage corporel entre les partenaires, oui.

Le consentement explicite et enthousiaste

Parfois les choses sont assez évidentes. Angèle, dans le clip de sa chanson « Balance ton quoi », l'explique à Pierre Niney lors d'un cours à son « Anti-Sexism Academy » :

« Est-ce que c'est bien clair pour tout le monde ?

– Pardon, moi je reviens juste sur un point qui est pas forcément hyper limpide. Quand une fille dit non, j'ai l'impression quand même que souvent ça sous-entend que c'est…

– C'est non.

– "Non". D'accord. Ah ouais… Ah, c'est pas si simple, faut bien choper le truc, hein ! […] Et y a un deuxième point, c'est que quand une fille dort, on sait pas du coup, si on peut, si on peut pas… et du coup, je me dis, peut-être que dans le doute on peut tenter…

– Non, non, la laisser dormir. Si elle dort, tu la laisses dormir.

– Eh oui, eh ben oui. »

Bon, de toute évidence, ce n'est pas si simple pour tout le monde. Il faut sans cesse le rappeler. Mais il existe tout de même un consensus aujourd'hui : le non, c'est non.

D'autres fois, même sans dire explicitement « non », c'est non. Il y a moult manières de l'exprimer. Par le langage corporel : croiser les bras, essayer de partir, éviter d'être touché·e, repousser physiquement quelqu'un. Avec les synonymes de « non » : « arrête », « stop », « je n'ai pas envie », « laisse-moi », « ne fais pas ça »... Dans les situations les plus graves, et même si la sidération empêche toute expression, un corps figé, un regard vide ou des pleurs auront la même signification. Il est important de souligner la variété des modes d'expression. Tous les signes, mineurs ou majeurs, verbaux ou corporels, pouvant exprimer l'existence ou l'absence de consentement. Nous devons nous habituer à être à l'affût de ces petits détails. Dire oui ou non ne suffit pas, car les relations humaines sont complexes et méritent qu'on accorde à nos actions et à nos réactions une palette d'interprétations plus nuancée.

Le consentement enthousiaste, c'est tout simplement s'assurer en permanence que les personnes impliquées dans un acte sexuel sont présentes par choix. Cela ne signifie pas signer un formulaire de 30 items au préalable, ou se mettre d'accord sur absolument tout le déroulement du rapport. Cela peut être difficile de verbaliser exactement ses désirs, ses préférences, ses limites. Il s'agit alors que la personne en face soit suffisamment à l'écoute des signaux faibles, et que tout le monde soit assez en confiance pour qu'un simple geste stoppe l'action. On ne donne pas son consentement une fois pour toutes. Il y a une temporalité ; on peut vouloir aller plus loin, rétropédaler, tout arrêter, partir : cela ne doit pas être un problème.

Consentement et rapports de pouvoir

Il faut être très prudent·e avec LE consentement. Il a ses limites. Il faut toujours le penser à travers le prisme des rapports de domination.

L'abus de pouvoir est possible, même avec un consentement explicite. En effet, qu'en est-il du « faux oui » ? Lorsque l'on dit oui « par amour » ou pour être tranquille ? Lorsque l'on dit oui parce que, quelque part, on sait bien qu'on est pris·e dans un jeu d'influence au sein du couple, encore plus quand mariage et enfants il y a ? Cela paraît peut-être d'un autre temps, mais je ne pense pas que les rapports d'interdépendance entre sexualité et argent aient complètement disparu de la sphère privée (je ne parle pas ici du travail du sexe).

L'anthropologue et féministe Paola Tabet a théorisé ce concept sous le terme d'« échange économico-sexuel[7] ». Pour le dire simplement, cela signifie que, même en dehors de tout système prostitutionnel explicite, les inégalités matérielles et financières homme-femme perpétuent la mise à disposition du corps de ces dernières. Que, dans les couples hétérosexuels où l'homme gagne plus d'argent que la femme et où elle dépend de lui pour subvenir à ses besoins et à ceux de ses enfants, il y a un échange qui se met en place entre eux : elle consent à avoir des rapports sexuels (et par ailleurs à assumer la plupart des charges domestiques et des soins aux enfants) contre cette protection financière. Si l'on suit ce cadre de lecture, et j'y souscris, il ne peut y avoir libération sexuelle (et libération de la femme tout court) sans indépendance économique de celle-ci.

Enfin, il faudra oser interroger ce vocable du consentement et l'héritage qu'il porte. Avec l'idée que l'homme doit obtenir le consentement de la femme avant d'agir, on reste dans la rhétorique « l'homme propose, la femme dispose ». On ne change pas notre cadre de pensée. C'est l'homme qui vient prendre, encore. Qui vient quérir une faveur. « Désirer » dans l'action, plutôt que « consentir à » dans la passivité, ne serait-ce pas un autre possible enviable ? Que l'objectif ne soit pas tant de rechercher le consentement que de susciter le désir. Pourquoi pas, à l'avenir, changer l'angle : passer d'une politique du consentement à une éthique du désir. Que toutes les parties en présence aient profondément l'envie d'être là, de faire ces gestes, de partager ce moment, sans nulle contrainte physique, hiérarchique, financière, symbolique ou encore émotionnelle.

«Le désir, pour certains, peut changer
comme on change de tonalité, et qu'une
tonalité, qu'un plaisir naissant peut
s'ouvrir et grandir vers un autre plaisir,
et parfois même encore un autre ?»

Carolin Emcke

7.
Désir et plaisir

Le désir comme moteur, le plaisir en ligne de mire.

La survenue de l'un comme de l'autre est un phénomène complexe, où s'entremêlent des facteurs biologiques, sensoriels, psychologiques, affectifs, sociologiques, culturels. Tous ont leur importance. Il ne faut ni minimiser la part de l'intellect dans le désir et le plaisir physique, ni oublier que ce sont les corps qui sont en jeu, corps qui, d'une certaine manière, possèdent leur autonomie propre.

À la croisée des chemins du cerveau et du corps

Côté cerveau, que pouvons-nous faire ? Nourrir notre imaginaire érotique. Nous créer un univers fantasmatique propre, puis commun avec les partenaires. C'est une vaste construction, faite de représentations qui s'étofferont, la vie avançant. Certains câblages se feront très tôt, dans l'enfance ou la prime adolescence, et marqueront durablement les personnes. La généreuse boulangère aux seins ronds et blancs qui vous offrait des chouquettes à la sortie de l'école peut imprimer longuement votre imaginaire sexuel. Les premières images érotiques ou pornographiques auront le même effet.

Il est fréquent d'avoir un souvenir vif de ses premiers émois sensuels. La journaliste Claire Richard, dans *Les Chemins de désir*[1], se remémore avec émotion l'effet produit par les premières bandes dessinées érotiques auxquelles elle a eu accès, un dimanche d'ennui de ses 8 ans dans la bibliothèque familiale. Le trouble provoqué en elle fera long feu. Passé sous silence un certain nombre d'années, il refait surface un peu plus tard sous une forme renouvelée, l'amenant à poursuivre ses découvertes via la pornographie. D'où l'importance d'avoir accès à des contenus sensuels et sexuels inclusifs et égalitaires, pour ne pas étouffer l'imaginaire dans l'œuf, ne pas se borner si tôt. Poser des fondations saines. Puis ajouter, retrancher, inventer, démolir, au gré des rencontres réelles comme fantasmées. Toutes ces images sont indispensables à l'expression du désir. Le sexe n'est pas qu'une mécanique des fluides. Le mouvement aura beau être parfaitement exécuté, si l'envie n'est pas là, la jouissance non plus. L'envie se nourrit de l'imaginaire.

Il est possible de ressentir du plaisir physique par suite d'une stimulation mécanique. Les hommes décrivent bien cette éjaculation quasi réflexe après une pauvre masturbation de quelques minutes. Certaines femmes, dans un registre bien plus glauque et plus grave, relatent qu'elles ont expérimenté des sensations corporelles agréables alors que leur cerveau leur hurlait qu'il ne voulait pas ça, dans un contexte de relation non consentie. Cela choque. « Ce n'est pas possible, ça veut dire qu'elle était consentante. » Eh bien non. Il peut y avoir dissociation complète entre le désir conscient et les effets physiques. Un homme peut bander sans envie, une femme mouiller sans désir. L'inverse est vrai aussi. Parfois l'attirance est là, intense, et le corps ne suit pas. Ce que l'on appelle la panne, ou l'absence de lubrification. Cette métaphore de la panne masculine n'est pas anodine. Comme si les hommes étaient des machines… Nous avons tendance à un peu trop « mécaniser » le désir masculin. Éjaculation et jouissance ne sont pas synonymes, et existent l'un sans l'autre.

La pleine présence, à soi et à l'autre

Il faut avoir envie d'être là pour jouir. Cela n'implique pas nécessairement de l'amour au sens le plus traditionnel du terme. Mais si l'on s'éloigne un peu de la définition qui implique une « relation exclusive entre deux partenaires en couple », et que l'on se rapproche du sentiment, du respect, de l'affection, de la joie, alors oui, on peut dire qu'amour et jouissance vont de pair. Il est possible d'être heureux·se avec la personne que l'on a choisie pour jouir, même si la relation ne dure que quelques heures.

Plutôt qu'être dans la performance, ou la représentation, expérimentons la présence, à soi et à l'autre. Soyons égoïste aussi, car qui jouit pour soi fera jouir l'autre. Attention, je ne veux pas dire que l'autre a vocation à être l'objet ou le réceptacle qui nous mène à l'orgasme. Personne ne veut être un simple jouet. Mais cette idée de penser un peu à soi, oui, elle me paraît importante. D'abord, parce que si nous prenons du plaisir, nous serons plus à même d'en échanger. Comme dans n'importe quel partage, il semble vain de tout donner à l'autre, ou de tout garder pour soi. Un subtil équilibre est à trouver, mais surtout, il convient de ne pas s'oublier. Ne pas se mettre sur la ligne du donnant-donnant non plus. On ne compte pas les points. On ne doit jamais rien à personne. Tout doit être fait avec envie, et, on y revient, avec désir.

Le désir mouvant

« Pourquoi personne ne nous avait-il expliqué que le désir, pour certains, peut changer comme on change de tonalité, et qu'une tonalité, qu'un plaisir naissant peut s'ouvrir et grandir vers un autre plaisir, et parfois même encore un autre ? [...] Pourquoi vide-t-on la sexualité de ce qu'elle a de léger, de ludique, de dynamique, pourquoi les tonalités, les timbres de la jouissance sont-ils à ce point pensés comme statiques, délimités, univoques, pourquoi les modulations ont-elles disparu de la pensée sur le désir[2] ? » note l'écrivaine et journaliste allemande Carolin Emcke.

Ici, Carolin Emcke appelle à ne pas (se) coller trop d'étiquettes, car celles-ci peuvent s'envoler et se retrouver tout à fait ailleurs, le désir lié à l'orientation sexuelle n'étant pas nécessairement figé. Je pense que cela vaut aussi pour les moments de vie, ou pour l'évolution d'une relation. J'aime beaucoup cette image du désir mouvant, qui peut prendre plusieurs formes, plusieurs configurations.

Pour ma part, je me figure souvent le désir comme une boule. De feu ou de pierre, de la taille d'une bille ou d'une pastèque, vagabondant entre mon ventre, mon sexe, mes bras, mes jambes, mon cœur ou ma tête, selon l'objet de ce désir. Désir sexuel, sensuel, intellectuel, physique, il me semble que tout ça provient de la même énergie, ou de la même absence d'énergie selon les périodes…

Le philosophe espagnol Paul B. Preciado met en perspective le genre, le désir et les rapports de pouvoir : « Dans l'hétérosexualité, qui a le droit de désirer ? Les hommes oui, les femmes non. Selon les codes amoureux, même s'ils sont en train de changer, une femme qui désire et séduit est une salope. La séduction repose encore aujourd'hui sur l'asymétrie du pouvoir. Comment construit-on un désir qui ne reproduit plus cette inégalité face au pouvoir ? La question politique centrale est : peut-on désirer autrement ? Peut-on apprendre à désirer en dehors des normes de genre et des asymétries politiques[3] ? »

> « *Dans le script de l'hétérosexualité, le monopole du désir et de la violence est donné aux hommes. Aujourd'hui, la question est : qui détient le monopole ? Comment redistribuer le pouvoir dans la sexualité*[4] *?* »
>
> **Paul B. Preciado**

« Alors que nous avons le courage d'élever nos filles comme nos fils, nous avons rarement le courage d'élever nos fils comme nos filles. »

Gloria Steinem

8.
Stéréotypes sexistes, stéréotypes toxiques

Dès l'enfance

Nous élevons et nous socialisons différemment nos enfants. Fille, tu seras douce, à l'écoute, calme, patiente, jolie. Garçon, tu te devras d'être ambitieux, conquérant, sûr de toi, et on te pardonnera d'être autoritaire ou turbulent. Ce n'est pas qu'une question d'éducation parentale. Des études sociologiques[1] l'ont montré, les professionnel·les de la petite enfance reproduisent, souvent inconsciemment, ces rapports genrés. Et l'on peut compter sur l'industrie de la mode, du jouet ou du dessin animé pour asseoir définitivement l'idée qu'une fille doit être une princesse et un garçon un ninja, un pirate ou un chevalier (beaucoup plus de choix pour lui d'ailleurs). Je n'oublierai jamais le jour où mon fils, à 3 ans, m'a affirmé : « Mais maman, tu ne peux pas être docteur ! C'est les garçons les docteurs, les filles c'est des infirmières. » C'est jeune pour un tel cliché sexiste.

Pour répondre à Gloria Steinem, dans cette société qui dévalorise systématiquement les traits dits féminins, comment avoir ne serait-ce qu'envie d'élever ses fils comme ses filles ? Il ne s'agit pas de courage à vouloir éduquer les enfants comme des garçons, mais de survie.

Ces clichés ou stéréotypes perdurent, se renforcent même au cours de la vie, et investissent évidemment le champ de la sexualité. Un homme fort, une femme fragile, un homme autoritaire, une hystérique, un obsédé sexuel, une salope... Beaucoup d'étiquettes, beaucoup de cases préremplies. Certain·es me feront remarquer qu'on peut aussi dire un « homme fragile » et une « femme forte ». Oui, c'est vrai, mais ne trouvez-vous pas que cela sonne plus transgressif? Ce n'est pas une femme comme les autres, car elle est forte. Cela peut être valorisé, il n'empêche que c'est souligné. Ce n'est pas la norme. Et si l'on s'autorisait à être fort·e *et* vulnérable ? Doit-on toujours basculer d'un côté ou de l'autre ? L'équilibre instable, précaire, mouvant n'est-il pas plus désirable qu'un immobilisme pesant ?

La mère ou la putain

Les femmes ne devraient pas avoir pour seule alternative d'être catégorisées comme oie blanche ou fille facile ; bonne à marier ou bonne à baiser. Non seulement c'est binaire, cela ne représente aucune réalité, mais cela participe à verrouiller les comportements. Quelle que soit l'étiquette qu'on leur attribue, elles perdent. Le fantasme qui marche très bien avec celui de « la fille bien », c'est son prétendu romantisme exacerbé. Mais non, les femmes ne tombent pas amoureuses après chaque rapport sexuel (qu'il soit qualitatif ou non). Entretenir cette fiction a un double effet pervers. Premièrement, cela permet aux hommes de garder la mainmise sur la relation. De la même manière que crier « calme-toi ! » à quelqu'un ne peut que l'énerver, lui marteler « ne t'attache pas » risque de déclencher cette envie en réaction. « Suis-moi, je te fuis ; fuis-moi, je te suis. » C'est un mécanisme vicieux, qui fonctionne aussi bien à 15 qu'à 40 ans. Il faut une certaine dose de caractère, mais surtout la connaissance et la reconnaissance de ce procédé somme toute basique pour s'en extraire, pour poser les bases d'une relation saine et égalitaire... Deuxième effet pervers, cela participe à stigmatiser celles qui ne jouent pas le jeu de manière trop évidente. Un moyen de contrôle et de punition. « Elle a des rapports sexuels sans sentiment et sans volonté d'engagement » : pas une fille bien. Les femmes qui affirment clairement ne chercher que du sexe, comment les appelle-t-on ? « Salopes », « filles faciles ». Femmes méprisables, car revendicatrices. En sexualité comme ailleurs, affirmer ses désirs reste condamnable quand on est une femme. Ne pas vouloir rester à sa place est sanctionné par le bannissement pur et simple du marché de la femme à conquérir.

Les femmes alimentent parfois elles-mêmes cette répartition binaire des rôles. Le sexisme n'est pas l'apanage des hommes, il fait système. Se définir soi-même comme la vierge (ou presque), la femme qu'on épouse, se mettre à distance de la figure de la putain peut apporter certains avantages immédiats. Malheureusement, cela apporte aussi de l'eau au moulin de l'idéologie masculiniste. Les bonnes contre les mauvaises femmes… Le système sexiste divise les femmes pour mieux se perpétuer.

Le jeu des stéréotypes

Les hommes aussi sont victimes de ces lieux communs. Celui qui ne correspond pas aux codes du « mec viril » en paye le prix : la honte d'être « puceau » à 20 ans, les moqueries que subira celui qui ose affirmer préférer une relation amoureuse à des coups d'un soir, l'absence de désir que provoquera l'image du « garçon trop gentil » chez de nombreuses femmes, conditionnées à craquer sur les *bad boys*.

Des chaînes sont brisées, mais des efforts restent à faire des deux côtés. Les hommes doivent déconstruire leur image de la « vraie femme », et les femmes aussi doivent s'éloigner de leur idéal d'« homme viril ». Troubler le genre comme le dit Judith Butler[2], ce n'est pas réservé aux personnes queer. Sur le grand échiquier du genre, il y a mille manières d'être femme comme d'être homme. Et les pions peuvent bouger, selon notre moment de vie, nos relations, nos envies. Ce que l'on refuse, c'est ce coin de la masculinité toxique. Ce coin qui justifie tous les abus sous prétexte de l'essence guerrière, violente et conquérante de « l'homme ». « LA féminité », « LA virilité » sont des concepts dépassés. Le renouveau égalitaire ne se fera pas sans une réelle remise en question des féminités et des masculinités, au pluriel, par toutes les femmes et par tous les hommes. C'est nécessairement un travail collectif.

« D'un côté, celles qui attendent, reçoivent, subissent et se soumettent, de l'autre, ceux qui choisissent, prennent, pénètrent et dominent[3]*. »*
Camille Froidevaux-Metterie

La femme, objet de désir ; l'homme, sujet désirant. Femme passive, homme actif. Nous refusons cela. Les hommes n'ont pas vocation à baiser les femmes. On baise à deux, on fait l'amour à deux. On peut baiser en étant amoureux, on peut faire l'amour sans penser que c'est pour toujours. Les femmes ont le droit d'être des sujets désirants, d'aller vers l'autre, d'exprimer leur ressenti, de prendre des initiatives. D'être actives, physiquement comme intellectuellement, dans la relation. Les hommes ont le droit de se rendre désirables, d'attiser l'envie de leur partenaire. On peut être actif·ve en étant pénétré·e. Les représentations peuvent être bousculées sans changement fondamental des pratiques. Plutôt que de brûler la pénétration sur l'autel de l'ancien monde hétéronormé, changeons notre rapport à cet acte. Décalons notre regard. Ouvrons notre sexualité et son imaginaire.

Se serrer les coudes

Il est grand temps de mettre en pratique la sororité. Aimer et soutenir nos mères, nos sœurs, nos filles, nos amies, les inconnues. Arrêter d'attendre la validation externe masculine. Ne pas avoir besoin de l'œil de l'homme pour nous sentir belles, de sa main pour avancer, de sa parole pour nous adouber. Arrêter d'utiliser nos corps comme monnaie d'échange. Ne pas faussement consentir à un rapport sexuel pour un ersatz d'amour. L'amour, la belle excuse pour nous maintenir en servilité. Évitons de confondre amour et dévouement. Arrêtons de penser qu'il faut être parfaites pour être aimables, au sens premier, « dignes d'être aimées ». Acceptons nos faiblesses, et celles des autres. Soyons indulgentes envers nous-mêmes. Le corollaire, c'est de tenter d'aimer l'autre autant que soi. Accepter de bousculer un peu nos représentations de l'homme, qui se devrait d'être grand, fort, protecteur. Ne pas les accuser lorsqu'ils expriment leurs doutes, leurs fragilités. Ne pas les moquer lorsqu'ils exposent leur sensibilité. Se dire que si nous sommes un peu perdues, ils peuvent l'être aussi. Si vous ne voulez pas être la Belle au bois dormant, il ne faut pas attendre le prince charmant... Seulement des personnes, avec leurs défauts et leurs qualités.

Je m'adresse plus spécifiquement aux femmes car j'en suis une, mais je ne voudrais pas que cela soit interprété comme une charge supplémentaire, en notre défaveur. Tout ce que je viens d'énoncer est entièrement applicable aux hommes, en miroir. Les femmes ne doivent pas être les seules à faire ce travail de déconstruction et de questionnement.

Hétéronormativité

Aussi, dans ce chapitre, je parle avant tout des couples hétérosexuels, car ils sont les plus à risque de reproduire les schémas éprouvés décrits précédemment. Mais je ne pense pas que les relations impliquant d'autres types d'orientation sexuelle en soient exemptes. Les clichés sexistes s'épanouissent pleinement dans notre société hétéronormative. L'hétérosexualité, ce n'est pas uniquement un homme et une femme cisgenres qui ont des rapports sexuels. C'est un système dans lequel le modèle dominant est « un papa, une maman, des enfants ». Une sexualité centrée sur la pénétration vaginale reproductive obligatoire : un à trois enfants dont la femme accouchera idéalement entre 25 et 35 ans. Une répartition des tâches domestiques et des soins aux enfants classique, avec une femme qui a de la chance si le mari est « aidant ». En même temps, il gagne plus d'argent qu'elle, il fait sa part, non ? Et il a bien droit à sa pénétration hebdomadaire, c'est le devoir conjugal, n'est-ce pas ? Le trait est caricatural. Pourtant, regardez autour de vous, il existe. Partout des voix s'élèvent contre ce régime patriarcal limitant, partout des femmes – et des hommes – entrent en dissidence.

Un beau souvenir que cette discussion entre les journalistes Victoire Tuaillon, Charlotte Bienaimé, Juliet Drouar et le public, autour de l'idée d'« aménager l'hétérosexualité[4] ». Gagner plus que son conjoint, ne pas se laisser aveugler par l'idée d'amour mais plutôt regarder en face la relation réelle, refuser catégoriquement les violences et contraintes, privilégier sa vie professionnelle, faire passer ses amies avant ses relations amoureuses, envisager la non-exclusivité dans le couple, penser sa sexualité tout à fait en dehors de la pénétration pénis/vagin, imaginer des modes de vie en communauté pour s'alléger du poids de la parentalité, tant de sujets qui ont été abordés lors de cette table ronde (je les cite de mémoire car il n'y a pas d'enregistrement disponible de ce moment, pardon si j'en invente ou j'en oublie). Dans tous les cas, des «récits de résistance de femmes hétérosexuelles». Car c'est bien un acte fort et engagé de résister au script tout tracé de l'hétérosexualité. Un processus qui nécessite, de fait, les hommes. Une marche vers l'égalité qui ne peut se faire qu'avec eux.

> *«La sexualité est liée au genre, car les normes de genre traversent la sexualité. Pour autant, elle n'est pas simplement la confirmation du genre: loin de l'affermir, elle peut l'ébranler en retour*[5]. »
>
> **Éric Fassin**

« Si les luttes pour l'égalité des droits ont pour objectif de développer un système aussi normatif que celui de la famille hétérosexuelle bourgeoise, je n'en vois pas l'intérêt. »

Amandine Gay

9.
Mariage ou polyamour ? Couple et parentalité

Vivre à deux

Comment envisager un renouveau sexuel si l'on ne questionne pas le rapport sentimental entre deux personnes qui ont des relations sexuelles ? Est-il nécessaire d'être en couple quand on s'aime ? Même si le nombre de mariages diminue drastiquement en France (moins 24 % entre 2000 et 2016[1]), le couple traditionnel, soit deux personnes (quels que soient leur genre et leur orientation sexuelle) vivant sous le même toit, et élevant éventuellement des enfants, reste la norme largement prédominante dans les années 2020. Les relations non exclusives, le polyamour, le couple non cohabitant… on en entend parler un peu, à la télé, on connaît quelqu'un·e qui connaît quelqu'un·e, mais ces modes de vie restent à la marge.

Néanmoins, sans pour autant passer le cap, la moitié des Françaises rêvent de faire l'amour avec une autre personne que leur partenaire, d'après une enquête récente[2]. Une Française sur trois a déjà été infidèle au cours de sa vie (contre une sur dix en 1970). Mais elles rentrent vite dans le rang : environ une sur dix a entretenu ou entretient une relation extraconjugale régulière, et un quart ont fini en couple avec la personne qui était initialement leur amant. S'empressant donc de reproduire le schéma habituel du couple, nécessairement exclusif s'il est heureux. Nous n'avons pas les chiffres pour les hommes, car l'enquête était centrée sur les femmes. Cependant, un couple est constitué de deux personnes, et l'on peut imaginer que c'est une pensée commune aux hommes et aux femmes : si l'on trompe l'autre, c'est que l'on n'est pas réellement satisfait·e dans son couple, et aussi que la personne avec qui l'on trompe est peut-être finalement l'élu·e de son cœur… Il y a probablement un nœud ici. Sans tomber dans l'injonction de multiplier les partenaires sexuels des années 1970, on peut quand même questionner le pôle opposé, qui nous est encore présenté aujourd'hui comme la référence absolue en amour : la fidélité, au sens d'exclusivité sexuelle.

Je ne porterai aucun jugement de valeur sur l'une ou l'autre de ces attitudes. En revanche, j'ai l'intime conviction que la relation de couple est avant tout un contrat qui relie deux personnes, et que ces deux personnes doivent être les seules décisionnaires. Que la fidélité n'a de sens que comme respect des termes de l'accord passé, de manière transparente. Que ce contrat peut évoluer dans le temps, être renégocié, dans une dynamique de communication et d'empathie bienveillante. Que l'amour peut prendre plusieurs formes, à différentes périodes de la vie. Il me paraît aussi illusoire de vouloir figer le sentiment amoureux que le désir sexuel dans sa forme native. Il évolue nécessairement. Alors peut-être qu'une fois un peu émoussé, avant de le jeter en pâture et de courir chercher un nouvel amour plus jeune, plus beau, moins balafré, on pourrait le requestionner. Ce serait l'occasion de remettre à plat les envies de chacune des parties du couple, d'avancer, éventuellement de reconfigurer.

Repenser la parentalité

On vit une époque où l'injonction de devenir parents est énorme, et où celles et ceux qui le refusent doivent défendre leur choix bec et ongles. En même temps, les femmes célibataires et les couples non hétérosexuels se battent comme jamais pour accéder à la procréation médicalement assistée et à la gestation pour autrui. Et c'est logique, cela va dans le même sens : la conquête de la liberté d'exercer son propre choix concernant la volonté ou non d'avoir des enfants.

Les femmes en particulier, sommées d'être mères, sont les premières touchées. Les hommes aussi, mais dans une moindre mesure. Un bon exemple de la difficulté des femmes à faire entendre leur voix s'incarne dans l'accès à la stérilisation. En théorie, la stérilisation, ou contraception définitive, est accessible à tous et toutes, quel que soit l'âge (après 18 ans), le statut marital, le fait d'avoir ou non des enfants (loi du 4 juillet 2001 relative à l'IVG et à la contraception). Seule obligation légale : un délai de réflexion de quatre mois entre la première demande et le geste chirurgical, ainsi qu'un consentement « libre et éclairé » signé. En pratique, cela s'avère bien plus compliqué. Nombre de gynécologues la refusent aux femmes trop jeunes, ou n'ayant pas assez d'enfants à leur goût, au motif qu'elles pourraient changer d'avis et se retourner contre les soignant·es. Les femmes seraient-elles à ce point inconstantes ? Inconscientes, même ? De quel droit le ou la médecin peut-il ou elle juger à la place d'une femme ce qui est bon pour elle ? La stérilisation reste très rare en France, alors qu'elle est entrée depuis longtemps dans les mœurs anglo-saxonnes. Seules 4,5 % des Françaises âgées de 15 à 49 ans ont eu recours à la stérilisation contraceptive[3], contre 8 % au Royaume-Uni, 11 % au Canada et 22 % aux États-Unis[4]. La politique nataliste française a encore de beaux jours devant elle…

Dans l'article « "Être adopté·e est une identité à part entière" : histoire critique de l'adoption[5] », la réalisatrice et universitaire Amandine Gay, qui a elle-même été adoptée, développe une réflexion stimulante sur la parentalité. Elle prend comme point de départ l'adoption simple, affirmant qu'« une personne adoptée a un rapport multiple au monde et à la filiation : c'est une personne qui a quatre parents dans sa structure mentale, qu'elle les ait rencontrés ou pas[6] ». Elle fait le parallèle avec la parentalité queer, qui remet de fait en question le schéma familial « un papa, une maman, des enfants », interrogeant la « conception occidentale de la parentalité nucléaire[7] ». Elle conclut en disant que « si les luttes pour l'égalité des droits ont pour objectif de développer un système aussi normatif que celui de la famille hétérosexuelle bourgeoise [elle] n'en voit pas l'intérêt[8] ». Autrement dit, que si la seule ambition des personnes LGBTQ+ est de se marier, d'avoir deux enfants et de les élever comme toute famille hétérosexuelle lambda, on passe à côté du sujet. On ne fait que reproduire la norme. Il ne s'agit absolument pas ici de lancer un quelconque procès à la communauté LGBTQ+ et de faire reposer sur ses épaules déjà bien chargées le poids de la mutation de la parentalité, mais cela pose question et ouvre des portes. La parentalité est un enjeu de la révolution reproductive, donc sexuelle.

Une famille « naturelle », vraiment ?

À ces arguments, et à cette idée d'ouverture de la parentalité hors du schéma hétérosexuel, nombreuses sont les personnes qui répondront : « Mais ce n'est pas naturel, il faut un homme et une femme pour faire un enfant. » Le naturel, le biologique. Oui, il faut un ovocyte et un spermatozoïde pour faire un enfant. Mais nous sommes des êtres humains, nous vivons en société. On peut aussi décaler notre regard et penser la parentalité comme sociale. Envisager que la vision d'un père et d'une mère qui élèvent à deux leurs enfants biologiques est aussi une construction, assez réductrice, de notre époque et de notre société. En Europe, les soins aux enfants des bourgeois·es ont été assurés par des nourrices pendant des siècles. Ailleurs dans le monde, il existe beaucoup de sociétés où l'éducation d'un enfant ne repose pas seulement sur ses parents, mais sur une communauté : ses oncles, ses tantes, ses grands-parents, leurs ami·es… « Il faut tout un village pour élever un enfant », dit le fameux proverbe africain. Plus simplement et de manière très pragmatique, actuellement en France dans les couples hétérosexuels, nombre d'enfants sont élevés par un parent biologique et un beau-parent. Il y a beaucoup de choses dans notre société qui ne sont pas « naturelles », mais que l'on ne remet pas en cause pour autant. Il n'y a rien de naturel à communiquer avec un téléphone portable, à se nourrir d'aliments achetés dans un supermarché, ou à prendre des médicaments, parmi tant d'autres exemples. Ouvrir un cœur pour remplacer une valve aortique défaillante par une prothèse mécanique, cela n'a rien de naturel, pourtant cette évolution est qualifiée le plus souvent de progrès, pas d'hérésie ou de sorcellerie…

Quelques pistes

Repenser la famille me semble être un progrès, vital pour la liberté des couples LGBTQ+, mais aussi salutaire pour les familles hétérosexuelles. Il y a des choses à faire, ici et maintenant, qui ne sont pas de l'ordre de l'utopie. Avec comme objectif de faire un peu moins reposer le poids des soins aux enfants et de l'éducation sur la mère. Et, parallèlement, de considérer le père comme parent à part entière. Plutôt que de maternité ou de paternité, j'aime parler de « co-parentalité » : pas de hiérarchie entre les parents, et pas de différence fondamentale d'essence entre la mère et le père. Il n'y a pas d'instinct maternel. Juste des mères qui passent des journées seules à seul avec leur enfant, pendant des mois, qui apprennent à décrypter leurs pleurs, à nourrir, à langer, à câliner. Cela ne doit pas être l'apanage des mères, c'est à la portée de tout le monde : père, mère, autre lien de filiation.

Si on commençait par proposer (et non imposer) un congé prolongé de co-parentalité à la naissance de l'enfant, qui permettrait à la personne concernée d'apprivoiser ce bébé inconnu, même de la mère – ce n'est pas parce qu'elle l'a porté pendant neuf mois qu'elle a le mode d'emploi. Et, parce que pour certaines familles le congé de co-parentalité n'est pas l'idéal, on pourrait entamer une réflexion sur un « congé familial ». Dans certains cas, il serait peut-être plus judicieux que la grand-mère, le grand-père, la sœur, le frère ou une autre personne considérée comme de la famille (même si elle ne fait pas partie de la famille « naturelle ») puisse prendre un temps pour soutenir la femme venant de mettre un enfant au monde, et participer aux soins de ce nouveau bébé. Je pense ici aux mères célibataires, mais aussi aux femmes victimes de violences, qui redoutent la présence pesante d'un conjoint toxique pendant un éventuel congé de paternité obligatoire. Mais qui ont tout de même besoin de soutien, car ces premiers mois en tête à tête avec un bébé peuvent être incroyablement difficiles.

Il faudrait ensuite réfléchir à une mutualisation de l'éducation des enfants. Par exemple, des crèches partout. Pour tous les enfants. Ouvertes tous les jours, dont certaines la nuit. Car, oui, il y a des parents qui travaillent en horaires décalés, la nuit, le week-end. Et souvent, ce ne sont pas les plus privilégiés.

Obtenir des rythmes de travail adaptés à la parentalité, pour les mères comme pour les pères, est un enjeu de luttes sociales et féministes. Nous devons exiger des horaires compatibles avec le rôle de parents, histoire de ne pas le déléguer systématiquement.

En attendant, il faut valoriser ces travailleuses du *care*[9]. Que les nounous qui s'occupent de nos enfants aient elles-mêmes les moyens de vivre décemment, avec des horaires raisonnables, une protection sociale et un salaire à la hauteur de l'importance de leur métier.

On pourrait imaginer s'organiser avec son voisinage, ses ami·es et sa famille pour s'occuper des enfants à tour de rôle. Pour permettre aux parents de souffler, aux proches (volontaires !) de partager des moments précieux, et aux enfants d'élargir leur esprit, de comprendre qu'il n'y a pas une seule manière de vivre (celle de leurs parents) mais mille, et qu'elles ne sont pas mieux ou moins bien, seulement différentes.

« Quand il s'agit du corps humain, il n'y a pas de questions stupides, inconvenantes ou taboues. Il n'y a que des questions légitimes[1]. »

Martin Winckler

10.
Tranches de vie et clichés

En sexualité comme ailleurs, il y a des moments de vie un peu particuliers. J'ai eu envie de mettre trois événements en lumière : ce qu'on appelle communément la « première fois », la sexualité après la grossesse et la ménopause. Cela paraît centré sur la femme, mais, finalement, cela concerne aussi celles et ceux qui interagissent avec elle.

Hymen et « première fois »

L'hymen est une membrane annulaire souple qui sépare la vulve du vagin. Ce n'est pas un bouchon. Il existe autant de types d'hymens que de vulves. Certains sont d'emblée très ouverts, souples et élastiques, d'autres plus resserrés et fibreux. Parfois, il n'y a pas une seule ouverture au milieu mais plusieurs petits trous… Cela peut rendre l'intromission difficile (qu'on parle de tampon ou de pénis). Exceptionnellement, l'hymen peut être complètement étanche : il s'agit d'une imperforation hyménéale. C'est un problème, car, outre la pénétration impossible, les règles s'accumulent dans le vagin et cela devient très douloureux. Dans les deux cas, la chirurgie est assez simple et consiste à sectionner cet hymen gênant.

Mais pour la grande majorité, l'hymen est déjà perforé, permettant aux règles de s'écouler tous les mois, et, même avant tout type de rapport sexuel, il est possible d'introduire un tampon ou une coupe menstruelle (*cup*, en anglais). Certaines pratiques sportives, comme l'équitation ou la danse, peuvent aussi détendre, assouplir, voire fissurer un peu l'hymen.

Bref, il n'y a aucun lien direct entre l'aspect de l'hymen et le fait d'avoir des rapports sexuels. Personne, ni partenaire ni médecin, ne pourra juger de la « virginité » de quelqu'un selon la taille ou la forme de son hymen.

De la même manière, les douleurs et les saignements ne sont pas systématiques lors des premières pénétrations sexuelles. Il peut y avoir un saignement lié à une ouverture plus grande de la membrane, mais c'est quasi indolore parce que celle-ci est peu innervée, et que sa cicatrisation est spontanée et bonne. La douleur lors des premiers rapports est le plus souvent liée à l'appréhension et au stress, causant une absence de lubrification et une hypercontraction des muscles du périnée qui entourent le vagin. Martelons-le : ce n'est pas à cause de l'introduction d'un tampon ou d'une coupe menstruelle que l'on n'est plus vierge. Au maximum, cela assouplit et agrandit un peu l'hymen.

Par ailleurs, l'introduction d'un pénis dans un vagin est certes une étape, mais qui n'est ni nécessaire ni suffisante pour définir l'entrée dans la sexualité. *Dry humping* (frottements), caresses, doigts, objets, bouche, langue, seul·e ou à deux, c'est du sexe, pourtant cela n'implique pas nécessairement une pénétration. Enfin, il est toujours bon de rappeler que cette conception est éminemment hétérocentrée, les non-hétérosexuel·les définissant leurs rapports tout à fait en dehors de l'idée d'un pénis dans un vagin, ce qui n'en fait pas des « vierges » pour autant.

Ainsi, hymen et virginité n'ont aucun lien.

Certaines personnes sont attachées au concept de virginité. Leur expérience est tout aussi légitime qu'une autre. Mais j'appelle à s'en tenir à une définition simple : l'absence de rapports sexuels avec d'autres personnes. Pas à l'aspect fantasmé d'un bout de chair.

Comment envisager sereinement cette entrée dans la sexualité ? Encore une fois ici, rien d'obligatoire, mais quelques pistes : commencer par découvrir soi-même son corps. Anatomiquement d'abord, s'explorer avec les doigts, se regarder dans un miroir. Éventuellement, essayer de se procurer du plaisir seul·e, si l'on en a envie. Ne pas se mettre trop de pression lorsque l'on sera avec une autre personne pour la première fois.

Ce ne sera probablement pas l'extase totale, et ce n'est pas grave, on a toute la vie pour jouir. Par contre, être très à l'aise avec les limites, les siennes et celles de l'autre. En avoir idéalement discuté au préalable. Être dans une relation de confiance, même si ce n'est pas le « grand amour ». Y a-t-il seulement un grand amour ? Les premières fois sont des étapes, des balbutiements d'une sexualité amenée à se métamorphoser. D'un point de vue très pragmatique, y aller doucement, ne pas hésiter à lubrifier, à faire des pauses, à débuter par des positions « traditionnelles », à partager de la tendresse et de la douceur.

La sexualité après un bébé

Le désir d'enfants, la grossesse, l'accouchement et ce qu'on appelle le post-partum (les premiers mois du bébé) sont des périodes mouvantes, instables, parfois troubles, du point de vue tant psychique que physique. Pour les deux membres du couple, habitués ou du moins entraînés au sexe récréatif, il peut être compliqué de basculer dans une sexualité reproductive.

La période qui précède la grossesse sera vécue de façon très différente selon sa durée (des couples qui réussissent du premier coup, voire un peu trop vite, à ceux qui devront passer par la case procréation médicalement assistée) et, évidemment, selon les conditions d'arrivée de la grossesse (bébé surprise ou désiré de longue date). L'attente, l'angoisse de voir le sang revenir tous les mois, ou le compte des jours pour adapter les rapports sexuels en fonction de l'ovulation présumée peuvent être de véritables épreuves pour un couple.

La grossesse aura aussi des répercussions variables selon les personnes, mais elle laisse généralement des traces. Entre celui qui a peur de faire mal au bébé, celle qui aura tout le temps envie ou, au contraire, celle qui se sentira complète, déjà pleine de ce bébé à venir, en totale symbiose avec lui, les combinaisons possibles sont nombreuses, et le désir des deux est parfois difficile à accorder.

L'accouchement et ses suites maintenant. Voie basse ou césarienne ; périnée intact ou déchirure et épisiotomie. Puis l'allaitement maternel ou artificiel ; la reprise de la contraception hormonale ou l'utilisation de préservatif. Tous ces éléments ont un impact sur la reprise plus ou moins rapide et satisfaisante des rapports sexuels.

Enfin, le bébé. Réorganisation complète du quotidien lorsque c'est le premier, réaménagement et intégration à la fratrie pour les suivants, l'arrivée d'un nouveau petit être dans une famille se fait rarement discrètement. Fatigue, nuits hachées, doutes sur ses capacités parentales, pleurs inexpliqués, solitude du congé de maternité, angoisses quant à la reprise du travail et au mode de garde qui l'accompagne, inégale répartition des tâches ménagères, les raisons de ne pas reprendre une sexualité « comme avant » sont nombreuses. Et on constate souvent une nette inégalité hommes-femmes dans ces situations, les premiers ayant tendance à fantasmer une reprise rapide des rapports sexuels (pensant peut-être naïvement qu'une fois l'accouchement passé, ils retrouveront une femme identique à celle d'avant la grossesse), les secondes devant apprivoiser non seulement leur nouveau rôle de mère, mais aussi un corps qui s'est forcément quelque peu (ou beaucoup) modifié. La prise de poids, les vergetures, le périnée peu tonique, les saignements, les seins gonflés et douloureux, le ventre un peu flasque… Renouer avec son corps peut être difficile. Et la reprise d'une sexualité devient alors la dernière des priorités. Bien sûr, il n'y a pas de règles ici non plus, et certaines seront au contraire très pressées de retrouver physiquement leur partenaire, le sexe représentant une reconquête de leur vie de femme.

Vous l'aurez compris, les configurations sont nombreuses, les situations diverses, et je ne vous donnerai pas de solution clé en main. Reprendre une activité sexuelle au bout de trois semaines ou d'un an après l'accouchement, les deux scénarios sont possibles et l'un n'est pas plus normal que l'autre.

Quelques généralités cependant que je partage avec mes patientes, et qui pourront peut-être aider.

- Se lâcher la grappe. Être indulgente avec soi et avec l'autre. Accepter de vivre un moment hors du temps. Se laisser adopter un nouveau rythme. Apprivoiser son bébé et son nouveau corps sans pression.
- Privilégier au début les moments caresses, la tendresse, les baisers. Profiter de cette période pour décentrer un peu la pénétration.
- Se regarder dans un miroir. Le corps, et le sexe. Votre vulve n'est pas difforme. Même et surtout s'il y a eu des points de suture, il me semble très important de prendre une part active à sa cicatrisation. N'ayez pas peur, c'est vraiment moins terrible que ce que vous imaginez. Ne regardez pas forcément tout de suite après l'accouchement, mais une fois rentrée à la maison, tranquillement installée, réinvestissez cette zone pour vous. Et regardez de nouveau plus tard, admirez l'évolution et l'incroyable plasticité du corps. La vulve et le vagin cicatrisent très bien. Ils reprennent peu à peu leur forme. La tonicité du périnée revient. Vous avez peut-être l'impression d'être un trou

béant après la naissance. Ou qu'un train vous a roulé dessus. C'est normal, et cela ne va pas durer, je vous le garantis !

- Si vous allaitez, il faut savoir que vous allez produire de la prolactine, hormone qui a tendance à endormir et à provoquer une sensation de bien-être intense. Ce phénomène peut décaler le désir de reprendre une sexualité active. C'est bien de le savoir, et ce n'est pas grave. Si vous allaitez longtemps, votre corps s'habituera, et cela ne vous empêchera pas d'avoir des rapports. Si l'allaitement ne dure que quelques semaines, cela peut repousser un peu cette reprise. Et évidemment, comme toujours concernant les hormones, ce n'est pas une constante. L'allaitement peut aussi ne pas avoir d'impact sur votre libido.
- Évitez la pénétration tant que vous avez des lochies, c'est-à-dire les saignements qui suivent l'accouchement. Comme votre col est encore un peu ouvert, il y a un risque infectieux théorique. Cette période pendant laquelle il est aussi conseillé d'éviter les

bains et les tampons, pour la même raison, dure environ trois semaines. Si vous avez des points de suture, attendez que la cicatrisation soit avancée (d'où l'intérêt de se regarder dans un miroir).

- Lorsque vous serez prête physiquement et psychologiquement à reprendre la pénétration, lubrifiez ! Le taux d'œstrogènes chute durant le post-partum, provoquant une sécheresse vaginale, pire ennemie d'une sexualité épanouie. La pénétration sans lubrification, c'est très douloureux.
- À partir de six semaines après l'accouchement, allez voir un·e sage-femme ou un·e kinésithérapeute spécialisé·e dans la rééducation périnéale du post-partum. Il ou elle fera le point sur la tonicité de votre périnée et vous proposera probablement des séances pour le remuscler. C'est une étape à ne pas négliger. Cela permet non seulement de renforcer ce muscle indispensable à la continence urinaire, au plaisir lié à la pénétration, mais aussi de réinvestir progressivement son sexe.

- Si les douleurs persistent, consultez un·e spécialiste en gynécologie. Vous n'avez aucune raison d'avoir mal passé quelques semaines. Si c'est le cas, il faut faire un point médical. Ne restez pas seule avec ça et ne vous dites pas que vous êtes une chochotte.
- Faites-vous aider, dans la mesure du possible. Si des ami·es, les grands-parents ou votre partenaire peuvent prendre le relais de temps en temps, c'est précieux. Profitez-en pour dormir, voir des gens sans votre bébé, aller au cinéma... faire ce que vous voulez, mais quelque chose qui vous fait du bien. Prendre du temps pour soi, voilà le bien le plus précieux d'une jeune maman.
- Si avec le temps vous n'arrivez pas à reprendre une activité sexuelle satisfaisante, si vous et/ou votre conjoint·e en souffrez, allez voir un·e sexothérapeute (à deux). Peut-être que quelques séances seulement suffiront à débloquer la situation ; peut-être que cette période a aussi été révélatrice de problèmes plus profonds. Ce n'est jamais une honte de demander de l'aide.

Mythologie de la ménopause

La ménopause… Dans l'inconscient collectif occidental contemporain, c'est la fin de la vie de femme. À environ 50 ans, alors que l'espérance de vie d'une femme est de… 85 ans. Un sacré manque à vivre. Pourtant, la ménopause ne signifie rien de plus que l'« arrêt des menstrues ». Si l'on part du principe qu'une femme n'est définie ni par son utérus ni par sa capacité à enfanter, il n'y a pas vraiment de raison que la fin de ses règles marque le terme de la sexualité ou de la vie amoureuse.

Sa médicalisation aussi la catégorise comme pathologie. Bouffées de chaleur, mauvaise humeur, fatigue : « C'est le manque d'hormones, madame, prenez donc des œstrogènes et de la progestérone, ça ira mieux. » Alors oui, il y a bien une dimension biologique à ces signes physiques. La sécheresse vaginale ou les bouffées de chaleur peuvent être bien réelles, et doivent être prises en soins si elles sont gênantes. Mais peut-être qu'à 50 ans, on peut se sentir un peu fatiguée ? Peut-être que lorsque le monde nous fait sentir que l'on est moins désirable car tout simplement moins jeune, on a le droit d'être un peu déprimée ? Peut-être qu'à l'âge où l'on voit partir ses enfants un à un, alors qu'on les a élevés de nombreuses années, on peut à bon droit trouver la maison un peu vide ? Peut-être que, lorsque cela fait trente ans qu'on dort avec le même homme dans le même lit, on finit par ressentir moins de désir sexuel pour lui ?

Finalement, si la société entière changeait son regard sur la ménopause, et sur le temps qui passe en général, peut-être que les personnes concernées se sentiraient-elles moins exclues ? Si les valeurs de productivité, de rapidité, d'ambition, d'hyperactivité n'étaient pas reines dans notre société de consommation, les femmes et les hommes vieillissant·es ne seraient plus laissé·es sur le bas-côté. On pourrait alors envisager la ménopause et l'avancée en âge non comme une baisse de régime, un inconvénient qu'il faudrait corriger avec des hormones, mais plutôt comme un rythme différent et un avantage, né de l'expérience de celles qui y sont parvenues.

Dans son ouvrage *La Fabrique de la ménopause*, la sociologue Cécile Charlap nous rappelle à quel point les représentations autour de la ménopause sont dépendantes de notre contexte social et culturel, et fluctuent selon le lieu et l'époque. Elle nous apprend que chez les Baruya en Nouvelle-Guinée, les Lobi au Burkina Faso ou les Gouro en Côte d'Ivoire, « affranchies de certains interdits parce qu'elles n'ont plus d'écoulement menstruel, les femmes acquièrent des droits réservés aux hommes et peuvent accéder à des rôles de pouvoir en matière religieuse et politique[2] ». Bien sûr, cette représentation de la femme vue comme inférieure en raison de ses saignements mensuels pose question, mais elle éclaire aussi le sens que l'on donne à la présence ou l'absence de règles : la ménopause n'est pas qu'un fait biologique, c'est un fait social. La chercheuse nous révèle que chez les Mayas au Mexique ou dans la culture traditionnelle japonaise, la ménopause est un non-événement. L'arrêt des menstruations ne remet en question ni le statut de femme, ni les rapports entre hommes et femmes.

Du point de vue historique, en Occident avant le XIXe siècle, le terme « ménopause » n'existe pas. Par contre, à partir du XXe siècle, la ménopause est définie comme une « défaillance hormonale ». Dans les ouvrages médicaux occidentaux contemporains, elle est décrite « non comme une transformation, mais comme une involution[3] ». À partir du moment où elle existe en tant que catégorie médicale, « la ménopause est décrite comme un déséquilibre et construite sur le terreau de la pathologie[4] ». Cela révèle des rapports sociaux genrés : cette catégorie médicale étant construite comme « le prélude d'une vieillesse plus précoce, disqualifiante et excluante pour les femmes que pour les hommes[5] ».

Aussi dans son ouvrage, Cécile Charlap analyse le discours et le vécu de trente femmes ménopausées issues de milieux sociaux divers, et cela lui permet de « déconstruire l'évidence d'une expérience physiologique partagée par toutes les femmes[6] ». Selon leur milieu, leurs interactions sociales (que ce soit avec le corps médical, les autres femmes proches d'elles ou leur partenaire), leurs propres représentations de la ménopause, et certainement leurs signes physiques et psychiques respectifs associés à ce moment de vie, les femmes la considèrent et l'expérimentent de façons extrêmement diverses. Pour certaines de ces enquêtées, le traitement hormonal substitutif permet de retrouver « un corps digne et performant », alors que d'autres s'inscrivent en résistance contre le discours médical, jugeant ces médicaments comme « non naturels ».

J'aime beaucoup cette citation de Martine Delvaux, femme de lettres (professeure de littérature, essayiste, romancière) : « Peut-être que dans quelques années, Beyoncé va faire clignoter derrière elle le mot *ménopause*, en grandes lettres blanches, pendant qu'elle dansera malgré ses 50 ans[7]. » Notre regard sur la ménopause aurait changé. Cette période ne serait plus associée à la notion de péremption. Autre hypothèse, moins réjouissante : on nous intimerait de « bien vivre » ce processus, ce qui marginaliserait celles qui oseraient se plaindre.

Mes conseils de professionnelle ? Ici comme ailleurs, s'écouter. Vous n'avez que faire d'être ménopausée ? C'est parfait, c'est un passage de vie, pas nécessairement difficile à vivre. Vous vous sentez faible, d'humeur changeante, vous avez peur de l'ostéoporose et des maladies cardio-vasculaires ? Consultez. L'idée de prendre des hormones vous fait horreur mais vous cherchez une solution ? Allez voir du côté du yoga, de l'activité physique, des adaptations du régime alimentaire, de l'hypnose, voire de l'acupuncture ou de la phytothérapie ; bref, de ce qui vous fait du bien. Vous n'avez que quelques inconforts, du type sécheresse vaginale ? Recourez à un lubrifiant. Vous pensez que seul un traitement hormonal substitutif vous « rétablira » ? Évaluez avec votre médecin, selon votre propre histoire médicale, les bénéfices et les risques des médicaments envisagés. Dans tous les cas, si vous en ressentez le besoin, parlez. Communiquez, avec vos ami·es, votre partenaire, vos professionnel·les de santé. Ne restez pas seule avec vos doutes et vos interrogations. Mettez en commun les expériences, ça vaut le coup, à tout âge.

« *It's not a bretzel.* »

À propos du clitoris,
campagne féministe, 2019

11.
All clitoris are beautiful

Je vais vous faire une confidence : j'ai découvert très tardivement l'anatomie exacte du clitoris. Je ne l'avoue jamais sans une certaine honte, et en même temps, je pense, je sais, que je suis loin d'être la seule. Et il faut le dire : le clitoris a été le grand oublié de l'anatomie féminine. Moi, femme, médecin, gynécologue, écrivant un livre sur la sexualité, je n'ai découvert son anatomie exacte… qu'en 2016, lorsque la chercheuse indépendante Odile Fillod en a réalisé un modèle 3D en taille réelle. L'année de mes 30 ans donc. Bel exemple de ce que l'on peut apprendre sur l'anatomie féminine à l'école, puis en fac de médecine, et enfin pendant des études spécialisées en gynécologie… Pour être honnête, je savais quand même que le clitoris ne se réduisait pas à un bouton au-dessus de l'urètre. J'ai appris, en tant que gynécologue, que le clitoris était aussi constitué d'une partie interne, avec des milliers de terminaisons nerveuses et une seule fonction : celle du plaisir féminin. Mais je ne me le représentais pas aussi bien. Notamment, j'avais du mal à envisager ses rapports avec les organes voisins : la vessie et le vagin.

Les vidéos d'Odile Buisson, gynécologue ayant énormément participé à faire parler de cet organe, m'ont sur ce point beaucoup aidée. Je vous encourage tous et toutes à aller les consulter, elles sont en accès libre sur Internet. Vous y verrez des représentations du clitoris dans son milieu naturel, au repos et en érection, lorsqu'il y a stimulation sexuelle. Vous pourrez aussi découvrir les modifications anatomiques lors de l'introduction d'un objet (ou d'un doigt, ou d'un pénis) dans un vagin. Ainsi, vous comprendrez, *de visu*, le lien entre orgasme vaginal et orgasme clitoridien, ou encore ce que pourrait être le point « miracle » qu'on nous a vendu pendant des années, soit le point G, qui correspond probablement au

« complexe clitorido-urétro-vaginal », zone de contact entre ces trois organes.

Petite histoire occidentale du clitoris

Mais alors, que s'est-il passé avec cet organe ? Pourquoi a-t-il été si obstinément invisibilisé ? Parcourons la petite histoire du clitoris, et découvrons comment le patriarcat l'a tué (et les féministes ressuscité). L'histoire des sciences nous l'a appris : toute connaissance est politique. La science n'avance pas seule, par et pour elle, vers la vérité ; elle est au contraire pétrie de toutes les contradictions, les préjugés, les prétendus acquis de l'époque et de la société qui la voit évoluer. Ainsi, la fonction orgasmique du clitoris était connue de longue date. Représenté, quoique partiellement, dans les manuels d'anatomie du XVIe au XIXe siècle en France, il était pensé comme très important puisque, à cette époque, la croyance majoritaire était que la jouissance féminine était indispensable à la reproduction. Pas d'orgasme féminin, pas d'héritier ! Les hommes avaient tout intérêt à connaître le fonctionnement de l'organe aux quelque 8 000 terminaisons nerveuses, dédié exclusivement au plaisir. Mais les connaissances scientifiques avancent, et révèlent que la fécondation est le fait de la fusion d'un spermatozoïde et d'un ovocyte. Le clitoris disparaît, on n'en parle plus.

Au XXe siècle, Freud finit de l'enterrer. Avec sa désormais célèbre théorie psychanalytique, il affirme que le seul orgasme adulte serait l'orgasme vaginal, le plaisir clitoridien étant considéré comme infantile, immature, celui des petites filles en somme. Le clitoris est absent pour un moment des manuels scolaires et d'anatomie.

Il faudra attendre qu'Helen O'Connell, urologue australienne, publie de nombreux articles sur le sujet entre 1998 et 2005 pour qu'il refasse parler de lui. En 2017 enfin, son anatomie complète, et correcte, réapparaît dans un manuel de SVT de collège (en France). Certaines mauvaises langues disent alors qu'il avait toujours été représenté dans les livres de biologie : certes il était bien indiqué, mais comme un petit point situé au-dessus de l'urètre. Ce n'était que le gland clitoridien, la partie visible. Or, elle ne constitue même pas le dixième de la totalité de l'organe. À la rentrée 2019, les autres maisons d'édition emboîtent le pas au précurseur Magnard : le clitoris est désormais représenté dans cinq des sept manuels de SVT de lycée. Et c'est pareil dans les manuels de médecine ! De mémoire d'étudiante en médecine puis en gynécologie, seulement un petit point indiqué à l'époque, avec l'idée de ramifications à l'intérieur, plus ou moins bien représentées.

Si les médecins ne sont pas formé·es à connaître l'anatomie féminine, comment transmettre les savoirs ? Bien sûr, les choses bougent dans ce domaine aussi. Une véritable réhabilitation du clitoris, qui n'est pas étrangère à un travail de fond des féministes pour le remettre au cœur de l'apprentissage de l'anatomie féminine.

Le « clitoris pop » et ses dérives

Le 28 mars 2019, le magazine *Les Inrockuptibles* titre « Comment le clitoris est devenu pop ». Quelques semaines après la grande campagne « It's not a bretzel » (Ceci n'est pas un bretzel), cet article ne pouvait pas mieux tomber. L'initiative est lancée par Julia Pietri, fondatrice du compte @gangduclito sur Instagram, à l'occasion de la Journée internationale des droits des femmes. Le 8 mars 2019, des milliers d'affiches sont placardées par des militantes dans toute la France, représentant des clitoris acidulés, colorés, « pop », que ces slogans surplombent : « *It's not a bretzel* », « *It's not an alien* », « *It's not a legend* », « *It's not an emoji* », « *It's not a ghost* ». L'objectif : sensibiliser les passant·es au clitoris, et interpeller les pouvoirs publics (en l'occurrence Marlène Schiappa, alors secrétaire d'État chargée de l'Égalité entre les femmes et les hommes, et Jean-Michel Blanquer, ministre de l'Éducation nationale) afin que l'anatomie du clitoris soit représentée dans tous les manuels scolaires de SVT. La veille, une tribune est publiée dans *Le Monde* et une pétition est lancée sur la plateforme Change.org, rappelant qu'« un quart des filles de 15 ans ne savent pas qu'elles possèdent un clitoris et [que] 83 % d'entre elles ignorent sa fonction érogène[1] ». Début 2019, un seul manuel de SVT de collège sur huit existants représente correctement et dans son intégralité cet organe. Ces actions de sensibilisation rencontrent le succès ! La campagne est relayée massivement dans les médias ; à l'heure où j'écris, le compte Instagram @itsnotabretzel comptabilise environ 18 500 abonnés, et la pétition est signée par plus de 75 000 personnes.

Glamouriser le clitoris, faire parler de lui, « lutter contre l'analphabétisation sexuelle », je ne peux que saluer l'initiative. J'ai d'ailleurs fait partie des premières signataires à la fois de la tribune et de la pétition, que j'ai moi-même relayée sur les réseaux sociaux. Cependant, il me semble qu'il faut être attentif·ve, d'une part, à ne pas céder à la dérive du « tout clitoridien » pour les femmes (créant par là de nouveaux diktats), ni à essentialiser la femme, la définissant par ses seuls organes génitaux ; et, d'autre part, à ne pas invisibiliser l'ensemble du travail d'éducation à la santé nécessaire à l'école (anatomie intime, féminine et masculine, mais aussi anatomie et physiologie générales).

Si je ne remets pas en question la méconnaissance du clitoris, je me demande bien combien de garçons savent positionner leur prostate sur une planche anatomique, ou combien d'adultes savent exactement comment fonctionne leur tube digestif et où se situe leur pancréas. Nous n'avons malheureusement pas de statistiques pouvant confirmer ou infirmer mes dires, il s'agit seulement d'un ressenti personnel…

« Vaginale ou clitoridienne ? »

On entend beaucoup dire, ces derniers temps, « il n'y a pas d'orgasme vaginal, le seul orgasme réel est clitoridien » (à contre-courant complet des théories freudiennes donc). Dénouons un peu le vrai du faux dans cette affirmation bien péremptoire.

Peut-être la question préliminaire à élucider est-elle : qu'est-ce qu'un orgasme ? Peut-on en donner une définition simple et univoque ? Je ne le pense pas. Nous sommes toutes et tous uniques. Nous sommes chacun·e une somme de représentations, de fantasmes, d'expériences vécues. Nous avons toutes et tous une anatomie propre, une sensibilité particulière. On peut retrouver des constantes dans les comportements des humains évidemment, mais n'oublions pas notre singulière identité.

Les constantes de la jouissance sont plutôt simples à décrire :

- une montée progressive du désir et de l'excitation, jusqu'à une phase de plateau avec un plaisir intense ;
- des contractions réflexes de l'ensemble du corps et notamment du périnée, une accélération du débit sanguin, de la fréquence respiratoire, éventuellement une éjaculation, correspondant à l'orgasme lui-même ;
- puis une redescente, un relâchement brutal de la tension sexuelle, avec un intense sentiment de bien-être et de soulagement.

Et notre singulière identité là-dedans, où est-elle ? Dans tout ce qui provoque l'orgasme : le fait d'être seul·e ou accompagné·e. Les sentiments éventuels développés pour la personne en question. Le lieu. L'humeur. La période du cycle menstruel. Le moment de vie. L'imaginaire fantasmatique lié au rapport concerné. Les expériences antérieures du même type de situation, vécues comme positives ou traumatisantes. Et puis sa propre sensibilité corporelle, tout simplement. Certaines personnes peuvent jouir avec seulement le clitoris, d'autres adorent une pénétration profonde, d'autres encore ne jurent que par le sexe anal, sans oublier les fétichistes du lobe de l'oreille ou du pli du coude. Peut-on dire que ces personnes ne jouissent pas « vraiment » ? Doit-on réellement aller jusqu'à l'orgasme pour prendre un grand plaisir ? L'explosion finale est-elle la seule manière valable de « faire du sexe » ? Il y a mille et une façons de jouir, et elles ne s'excluent pas mutuellement.

Alors pourquoi ce retour en force de l'orgasme clitoridien ? Deux explications : l'invisibilisation dont il a été victime ces dernières décennies (une sorte de vengeance), mais aussi une raison anatomique. Puisque la partie interne du clitoris « entoure » l'entrée du vagin, l'orgasme vaginal ne serait qu'un orgasme clitoridien déguisé. Ce serait la stimulation de la paroi antérieure du vagin (celle située vers l'avant, vers le pubis) qui exciterait indirectement le clitoris, d'où cette idée que « l'orgasme vaginal n'existe pas ». C'est quand même oublier la jouissance que peuvent apporter une pénétration profonde, ou des positions qui stimulent la paroi postérieure du vagin, celle située vers le rectum... Et que faire de l'orgasme anal alors ? Les femmes peuvent-elles jouir par la sodomie ? *A priori*, lors d'une pénétration anale, le clitoris n'est pas stimulé. Ces orgasmes seraient-ils alors faux, de piètre qualité, ou carrément inventés ?

La jouissance est complexe, à la fois psychique et physique. Il me semble qu'expliquer l'orgasme vaginal par la seule stimulation du clitoris est un peu pauvre. Quel que soit le type de pratique, le lieu de pénétration ou de non-pénétration, je crois qu'il faut reconnaître une certaine autonomie à ces différents plaisirs. Le risque du « tout clitoridien » réside dans le fait de focaliser son attention uniquement sur cet organe, de ne stimuler que celui-ci, et, par là, de perdre la diversité et la pluralité de nos modes de jouissance. Ce ne sont pas les fétichistes du pied ou du genou qui diront le contraire, la simple vue de ces parties du corps suffisant à les exciter, voire à les faire jouir... Les zones érogènes sont multiples, profitons-en ! L'ensemble du corps, le sien mais aussi celui de l'autre, peut être érotisé. Jouissons autant des baisers dans le cou que des cunnilingus, des cheveux caressés que du mordillement des cuisses. Élargir le champ des possibles plutôt que le rétrécir et l'essentialiser à un seul organe.

Par ailleurs, c'est compter sans la violence du propos envers les femmes excisées (200 millions dans le monde[2]), ou envers celles que la stimulation directe du clitoris incommode, irrite, ou à qui elle fait mal. Car ce n'est pas si rare, notamment au début de la vie sexuelle, et ce n'est pas une tare pour autant.

À l'inverse, pour certaines, la pénétration vaginale profonde est presque insupportable, que ce soit à cause d'une pathologie comme l'endométriose ou d'un vaginisme[3]. Celles-ci auront tout intérêt à décentrer la pénétration, et à explorer non seulement leur clitoris, mais encore l'ensemble de leur corps.

Bref, comme beaucoup d'assertions, dire : « Le seul orgasme est clitoridien », ce n'est pas complètement faux, mais c'est réducteur. Et cela a tendance à faire penser qu'il n'y a point de salut en dehors du clitoris. Je me souviens d'une auditrice de « Coucou le Q » qui nous avait appelées, désemparée, pensant qu'elle n'avait jamais eu d'orgasme. Après avoir discuté avec elle et creusé un peu la question, elle nous apprend qu'elle en a déjà eu, mais qu'aucun n'était lié à la stimulation directe du clitoris. Complexée par ses copines et certains comptes Instagram, qui ne jurent que par cet organe, elle se sentait donc anormale. Elle avait peur qu'il lui manque quelque chose…

Voilà comment on remplace une injonction par une autre. Il n'y a pas de bonne ou de mauvaise sexualité, de la même façon qu'il n'y a pas de vrais ou de faux orgasmes. Connaître et enseigner le clitoris, oui. Mais ne pas imaginer que c'est un bouton magique. Le frotter telle la lampe merveilleuse d'Aladin ne fera pas apparaître le génie de la Jouissance. Prenons garde à ne pas tomber dans l'écueil de centrer la sexualité féminine sur le clitoris comme on a centré la sexualité masculine sur le pénis. Ouvrons les possibles.

« Vous trouverez peut-être que tout ceci ressemble à une juteuse orange sanguine, une laiteuse huître de Bouzigues, une céleste statuette de la Vierge Marie. »

Clarence Edgard-Rosa

12.
Vulva la revolución !

Vous n'avez pas pu y couper. Des vulves et des clitoris, tagués, dessinés, collés sur les murs, les abris d'autobus ou les facs occupées, seuls ou accompagnés d'un slogan : « Ceci n'est pas un poumon », « *Vulva la revolución* », « *All clitoris are beautiful* »... Les organes génitaux féminins s'affirment et s'affichent. Dans la rue, sur les réseaux sociaux, on n'a jamais autant parlé règles, fluides, poils, mais aussi gynécologie et contraception.

Utiliser les mots justes, et les crier à la face du monde

Certaines personnes vivent ces vulves et ces clitoris brandis pour incarner le combat des femmes comme une violence, car elles n'en possèdent pas et ne se sentent pas moins femmes pour autant (je parle des femmes trans). D'autres encore considèrent que cela essentialise « la femme », qui ne serait définie que par ses organes génitaux. Que cela la ramène à une nature qu'on ne pourrait pas contrer, renvoyant la discussion sur le champ de la biologie et non sur celui du social, amenuisant ainsi les chances de gagner la bataille féministe. J'entends ces arguments, et ils ont toute leur place dans le débat. Cependant, je comprends aussi que celles qui possèdent une vulve et un clitoris aient besoin de les « mettre sur la table ». Car elles en ont assez des pénis dessinés partout sur les murs. Assez des traditionnelles couilles posées sur cette table. Quand une adolescente brandit une pancarte « Bouffe mon clito, pas le climat » à une marche pour l'environnement, ou que quelqu'un·e tague « *Game* ovaires » en marge d'une manifestation contre les violences sexuelles, ce n'est ni à visée transphobe, ni à visée essentialiste. C'est une manière de se réapproprier les codes masculins, en les politisant et en affirmant sa différence.

C'est dire : « Vous nous avez invisibilisées pendant des années. J'ai un clitoris, j'ai une vulve, j'ai des règles, et j'en parle et je l'affiche, que ça vous plaise ou non. Il ne définit pas toute ma personne, mais fait partie de moi. » Cette extériorité sonne comme un défi : « Je suis forte, je suis l'égale de l'homme. »

Alors bien sûr, cela ne doit pas nous empêcher de rêver à un monde où les clitoris comme les pénis n'auraient pas à être affichés sur les murs, car ils ne seraient ni en concurrence, ni réellement un sujet… En attendant la réalisation de cette utopie, je vois mal comment on peut reprocher à des personnes de se saisir de ces sujets et de les porter haut et fort dans l'espace public.

La libération de cette parole va de pair avec l'accumulation des connaissances des femmes sur le fonctionnement de leur corps, et avec la transmission de ces acquis aux hommes. Comment apprivoiser ce sexe féminin si l'on ne sait pas précisément nommer et reconnaître ses différents éléments constitutifs ? La vulve n'est pas le vagin, le clitoris n'est pas qu'un bouton, l'hymen est une membrane perforée dès l'enfance, l'urine s'écoule de l'urètre, situé au-dessous du gland du clitoris, le sang menstruel est évacué de l'utérus en passant par le vagin, les petites lèvres sont à l'intérieur (lèvres internes) et, le plus souvent, elles sont plus grandes que les grandes lèvres (lèvres externes). Voilà pour les bases.

Auto-exploration et réappropriation des savoirs

J'encourage toutes les femmes, et à différentes époques de leur vie, à se regarder dans un miroir. À s'explorer. À se connaître. Seule ou accompagnée. Dans la lignée des mouvements de *self-help*, nés aux États-Unis dans les années 1970, plusieurs collectifs féministes proposent des ateliers d'auto-gynécologie. En petit groupe, chacune va partir à la découverte de sa vulve, mais aussi de son vagin et du col de son utérus, grâce à un miroir et un spéculum. Des livres existent aussi, tel que celui de la journaliste Clarence Edgard-Rosa, *Connais-toi toi-même*[1], qui, à l'aide de petits textes et de dessins réalistes, nous embarque dans cette exploration. Ce format intimiste aidera peut-être les plus timides à sauter le pas, bien à l'aise dans leur canapé. Cluny Braun, fondatrice du collectif Les Flux, explique sa démarche : « Ces ateliers permettent de se réapproprier son corps et [de] reprendre le pouvoir sur des connaissances réservées aux médecins[2]. » Et précise : « Mais [l'auto-gynécologie] ne sert pas à ne plus jamais aller voir [un·e] médecin, au contraire ! C'est connaître mon corps pour y aller quand j'en ai besoin[3]. » Il me semble que c'est une information essentielle. L'auto-observation est indépendante de la gynécologie plus traditionnelle, et lui est complémentaire. Cette dernière conserve toute son utilité lorsque l'on présente des symptômes particuliers, qu'il faut savoir écouter à la recherche d'une pathologie. L'auto-observation peut permettre de réels bénéfices en matière de santé et de sexualité, et une émancipation face au corps médical. Cependant, elle ne doit créer ni stress ni anxiété supplémentaires. Au moindre doute, consultez ! Devant le manque de représentation des organes génitaux féminins, on peut rapidement s'inquiéter devant son corps qui ne paraîtrait pas normal, car pas tout à fait comme décrit ou pas tout à fait comme les autres. Nous sommes toutes différentes, nos organes génitaux le sont aussi.

Il y a là une idée qui me paraît très importante dans cette vague de réappropriation. Je m'inscris pleinement dans le « *reclaim* » tel que le définit la philosophe Émilie Hache dans son recueil de textes écoféministes[4]. Ce concept n'a pas vraiment d'équivalent en français. Le *reclaim* mêle les notions de réappropriation, de revendication et de réinvention. Ce n'est pas un retour à l'avant, à une nature fixée, immanente, ou à des pratiques que l'on pourrait juger ancestrales. C'est une reprise de pouvoir sur les savoirs et sur les corps qui sont les nôtres, pour conquérir la liberté d'exercer un choix véritable et éclairé. Ainsi, et contrairement à ce que certain·es voudraient nous faire croire, ce n'est pas antithétique de vouloir accoucher naturellement, mais d'exiger que cela se fasse dans des conditions de sécurité et de qualité. D'aspirer à éviter les actes médicaux inutiles, mais de choisir d'allaiter au biberon plutôt qu'au sein. De refuser de prendre des hormones pour notre contraception, mais de revendiquer la procréation médicalement assistée (PMA) pour toutes et tous. C'est vouloir un accès à tous les choix. Une péridurale ou non, un accouchement en hôpital ou en maison de naissance, une contraception par hormones ou par le compte des jours, une stérilisation ou quatre enfants conçus par PMA, un allaitement au sein ou au biberon, sans hiérarchie entre ces choix. Sans jugement du corps médical, mais avec un accompagnement adapté. Refuser le paternalisme sans rejeter les savoirs médicaux. Avoir la maîtrise des décisions prises pour son propre corps, en toute responsabilité et en toute connaissance de cause.

Haro sur la normalité !

Après ce petit détour, revenons à nos vulves. Cette révolution va plus loin que les placarder sur les murs. Elle a à cœur de célébrer la différence, d'affirmer et de répéter qu'il n'y a pas de « vulve normale » ou de « vulve parfaite ». Que le sexe dépilé aux lèvres internes minuscules que l'on nous vend dans le porno *mainstream* n'est qu'un exemple parmi tant d'autres. Qu'il y a autant de vulves que de femmes. Une étude[5] réalisée en Suisse sur 650 femmes âgées de 15 à 84 ans a mis en évidence l'incroyable diversité de cette partie du corps :

- Le gland du clitoris : largeur, entre 1 et 22 mm ; longueur, entre 0,5 et 34 mm
- Ouverture vaginale : entre 6 et 75 mm
- Longueur des grandes lèvres (externes) : entre 12 et 180 mm
- Longueur des petites lèvres (internes) : entre 5 et 100 mm

J'arrête ici les chiffres, vous aurez compris l'idée : pas de normalité. C'est une technique d'autodéfense : ne laissez jamais quelqu'un·e, partenaire ou médecin, vous dire que votre vulve n'est pas normale. Les indications réelles des nymphoplastie (chirurgie de réduction des petites lèvres) sont rarissimes. Il s'agit de femmes qui sont réellement gênées dans leur quotidien à cause de la taille de leurs lèvres. Je me souviens d'une jeune patiente qui faisait beaucoup d'équitation ; elle peinait à monter son cheval tellement le frottement de ses lèvres internes, qui étaient grandes et épaisses, lui faisait mal et la brûlait. Elle ne pouvait pas mettre de jean non plus, car cela l'irritait. L'idée d'avoir des rapports sexuels était tout simplement inimaginable pour elle. On parle de situations exceptionnelles, de gêne quotidienne, pas d'anormalité. Dans ce type de cas, oui, bien sûr, je comprends qu'on ait envie de se faire opérer, pour se sentir mieux dans sa vie de tous les jours. Mais je suis très étonnée que cette chirurgie touche presque 5 000 femmes en France par an (chiffres de 2016)...

Lutter contre la norme vulvaire et contre l'invisibilisation de notre sexe est un enjeu féministe.

Vous pouvez suivre le compte Instagram @the.vulva.gallery ou le travail photographique de Lily Rault (série Tabou·e[6]), qui non seulement célèbrent la diversité, mais aussi abordent ce qui reste encore beaucoup tu : le sang, la douleur, l'après-accouchement, l'épisiotomie.

L'idée que le sexe des femmes, comme le reste de leur corps, est en mouvement reste aussi très tabou. Évidemment, vous n'aurez pas la même vulve à 15 ans et à 60 ans, si vous avez eu zéro ou quatre enfants, si vous avez accouché par voie basse ou par césarienne, si cela a été simple ou compliqué, si vos enfants ont pesé 2,5 kg ou 4 kg à la naissance. Et comme pour le reste du corps, cela dépendra aussi de la qualité de votre peau, de vos tissus de soutien, de l'entretien musculaire de votre périnée. Bref, on peut influer sur quelques paramètres, mais la plupart nous échappent. Et si, de la même façon que l'on travaille à accepter nos rides et nos cheveux blancs, on commençait doucement à accepter que notre sexe, mais aussi nos seins, nos fesses et notre ventre se modifient avec l'âge ? Que les vergetures soient la marque de nos bébés, et les seins un peu tombants le souvenir du lait qu'on leur a fait téter ? Que l'on doive remercier ce corps qui a soutenu toutes ces épreuves plutôt que lui en vouloir d'avoir perdu la fermeté de nos 15 ans ? Le chemin est long, et rien ne nous aide à aimer cette réalité.

Heureusement, de nouvelles représentations émergent ici et là. Sophie Fontanel et Mona Chollet plaident pour les cheveux blancs, Ashley Graham est la nouvelle icône du *body positive* et du post-partum réaliste, et on voit parfois, sur Instagram, des vergetures pailletées ou de la cellulite non retouchée. Tant mieux, c'est important qu'elles soient là, et il faut continuer de montrer ces autres manières de voir les corps. Mais il faut aussi parvenir à faire un travail sur soi, à aimer son corps tel qu'il est. Cela ne veut pas dire le négliger, on n'en a qu'un. Mais le chérir, avec ses « défauts », qui n'en sont pas. Ces « défauts » ne sont que des marques de la vie, des événements et du temps qui passe.

Enfin, un autre enjeu de la libération de cette parole, c'est de pouvoir dire quand ça ne va pas. Quand le sexe fait mal.

Quand le sexe fait mal (aux femmes) : lubrification, dyspareunie, vaginisme

« Faut qu'ça glisse et puis qu'ça transpire. » Joey Starr est loin d'être exemplaire dans son rapport aux femmes, mais, sur ce coup, il n'avait pas tort. Le manque de lubrification, ennemi numéro un, côté physique, d'une sexualité épanouie.

La lubrification vient majoritairement de ce qu'on appelle la « mouille », ou « cyprine » de son nom savant. Elle est fabriquée par les glandes vestibulaires, ou glandes de Bartholin, situées à l'entrée du vagin. Mais aussi par les glandes du col de l'utérus (glaire cervicale) et du transsudat vaginal quand on est excitée. On l'a déjà vu, la lubrification peut être dissociée du désir. D'un côté, le corps qui fabrique de la cyprine, de manière mécanique, sous l'effet d'une stimulation, même si l'envie n'est pas présente. De l'autre, malgré le cerveau qui veut avoir des rapports, le sexe qui refuse de s'humidifier : par exemple à cause des hormones, de la fatigue, de certains médicaments, ou d'une infection. Certaines femmes seront particulièrement sujettes à la sécheresse vaginale à certains moments de leur cycle (souvent immédiatement après les règles, qui peuvent déséquilibrer la flore vaginale), après un accouchement ou à la ménopause. Si cela vous gêne, n'hésitez pas à consulter, il peut y avoir une cause à traiter. Et dans tous les cas, lubrifiez ! Avec la salive ou des lubrifiants, en vente en pharmacie et en grande surface.

Le manque de lubrification est l'une des premières causes de dyspareunie, le terme médical qui désigne les douleurs pendant les rapports sexuels. Mais il y a de nombreuses autres raisons d'avoir mal : endométriose, kystes ovariens, infections génitales, vestibulite (inflammation chronique de l'entrée du vagin)… Différents types de douleurs : à l'entrée ou plus profondément, comme une coupure, une crampe, ou un coup de poignard… À l'extrême, on appelle ça du « vaginisme » : la pénétration dans le vagin, que ce soit d'un pénis, d'un doigt ou d'un objet, dans un contexte sexuel ou médical, est impossible. Parfois, on ne retrouve pas de cause physique, il faut alors aller voir du côté psychologique si certaines choses peuvent expliquer des blocages. Le stress des premières fois, par exemple, peut entraîner une contracture profonde du périnée et causer des douleurs importantes. Bref, dans tous les cas, il ne faut pas hésiter à consulter un·e gynécologue, ou un·e sexothérapeute. La douleur n'est jamais « dans la tête », quand bien même elle peut s'expliquer en partie par des causes psychologiques. La douleur est ressentie, elle est là, dans le sexe, à en être insupportable. La reconnaissance de ces troubles par les professionnel.les de santé peut être difficile, et il faut parfois se battre pour être bien prise en charge. Par exemple, il y a un décalage de 7 à 10 ans entre le début des symptômes et le diagnostic d'endométriose. Mauvaise formation des professionnel·les, tendance à minimiser la douleur des femmes, douleurs mises sur le compte du psychologique alors qu'on n'a pas recherché toutes les causes organiques... Ce n'est pas normal, mais battez-vous ! Si ces douleurs vous gênent, consultez plusieurs personnes s'il le faut, renseignez-vous autour de vous. La souffrance n'est pas une fatalité. Et même si les douleurs ne disparaissent pas complètement, selon la ou les causes trouvées, on peut ressentir du plaisir sexuel malgré tout. C'est aussi parfois l'occasion d'explorer différemment sa sexualité, et de décentrer un peu la pénétration...

« Préliminaires : ce qui précède, annonce quelque chose de principal. »

Larousse

13.
Préliminaires-pénétration-éjaculation, la triade triste ?

Aujourd'hui, la grande majorité des gens différencient le sexe reproductif du sexe récréatif. Pourtant, notre perception du « bon » rapport sexuel reste basique. Marqué à la fois par le schéma hétérosexuel (un pénis dans un vagin) et par l'idée d'enfantement, même s'il est réalisé sous contraceptif (un pénis dans un vagin jusqu'à l'éjaculation). Avec, si nous avons un peu de temps et l'humeur adéquate, quelques préliminaires avant la fameuse pénétration.

Bannir le terme « préliminaires »

Pourtant, nous savons que la pénétration du pénis dans le vagin comme point d'orgue du rapport sexuel n'est pas ce qui fait jouir les femmes. Dans une enquête de 2014, 57 % des femmes affirmaient avoir eu des difficultés à atteindre l'orgasme lors des douze derniers mois. Elles étaient 63 % à l'avoir atteint lors de leur dernier rapport sexuel, alors que leur partenaire masculin l'avait obtenu, d'après elles, dans 86 % des cas[1]. Cette différence entre les femmes et les hommes dans les relations hétérosexuelles a été nommée « *orgasm gap* » (« fossé orgasmique ») par le Dr Laurie Mintz.

Une piste pour expliquer ce fossé ? 50 % des femmes souhaiteraient plus de préliminaires, dont 21 % beaucoup plus[2]. Vouloir plus de préliminaires, c'est tout simplement vouloir décentrer la pénétration. En faire une partie du rapport sexuel, pas un tout. Une part du chemin, pas la ligne d'arrivée. Ne pas la supprimer, l'idée n'étant pas de dire que la pratique est mauvaise en soi. Bien sûr, la pénétration peut provoquer l'orgasme, mais elle n'est pas la seule. Ici aussi, changer le regard.

Et pour ce faire, peut-être bannir définitivement le terme «préliminaires» de notre vocabulaire sexuel. Définition de «préliminaires[3]»: «Ce qui précède, annonce quelque chose de principal.» Eh bien, refusons que la pénétration d'un pénis dans un vagin soit l'action et le fait principal. Faisons des baisers, des caresses, de la masturbation, du cunnilingus, de la fellation ou de la sodomie les actions et les faits principaux. Que toutes les pénétrations, d'un pénis, d'un doigt, d'un sex-toy ou de ce que vous voudrez soient équivalentes. Non hiérarchisées.

Une statistique plus étonnante: en 2019, seulement 56 % des hommes affirment qu'un rapport doit comporter une pénétration (anale ou vaginale) pour être «pleinement satisfaisant» pour eux[4]. Comme quoi, les hommes et les femmes en ces années 2020 ont l'air d'être sur la même longueur d'onde… À nous de transformer l'essai et de réellement faire bouger les lignes.

L'orgasme simultané

Et au passage, attaquons-nous à un autre lieu commun de la pénétration. La jouissance simultanée est une utopie : seules 22 % des femmes disent avoir souvent atteint l'orgasme en même temps que leur partenaire masculin au cours de leur vie[5]. Et finalement, cela paraît logique ; à part un heureux hasard et un sacré alignement des planètes, pourquoi donc les deux partenaires jouiraient-ils en même temps ? Il n'y a aucune explication, ni anatomique ni physiologique, à ce phénomène. En revanche, il y a une explication sociale : mettre un point final au rapport sexuel après l'éjaculation et penser, *a priori*, que la femme jouit en même temps, c'est bien pratique pour un homme qui n'a plus d'érection. Car si les femmes peuvent être multi-orgasmiques et jouir plusieurs fois à la suite, les hommes ont ce qu'on appelle une « période réfractaire ». Après l'éjaculation, ils ont besoin d'un temps plus ou moins long pour avoir de nouveau une érection. Ce qui est heureux dans cette histoire, c'est que les hommes ne sont pas uniquement pourvus d'un pénis : ils ont aussi des doigts, une bouche, une langue, ils peuvent même utiliser des sex-toys pour mener leur partenaire à la jouissance.

Mais alors, qui sont ces 22 % de chanceuses qui jouissent en même temps que leur partenaire masculin ? Deux explications à mon avis : la femme qui a déjà joui pendant le rapport mais qui a pu continuer, qui se laisse aller et jouit de nouveau lorsqu'elle sent que son partenaire aussi ; et celle qui se connaît bien et qui peut faire en sorte de s'amener à l'orgasme, quitte à s'aider en se masturbant ou en contractant son périnée, lorsqu'elle sent que c'est le moment pour l'autre. Plusieurs prérequis : bien savoir ce qui nous fait jouir et bien déceler les signes évocateurs de l'éjaculation chez son partenaire (d'ailleurs, petit conseil : vous pouvez aussi parler et prévenir que la fin est proche pour vous). Bref, des conditions qui ne peuvent être réunies à chaque rapport. D'où cet appel à bousculer un peu les scripts et à laisser entrer l'inventivité dans le récit.

Décentrer la pénétration

« Finalement la pénétration est un mode adapté au capitalisme, à nos journées volées par le travail, par les angoisses et la compétition. Comme il y a peu de temps pour penser l'amour, le pénis dans le vagin est pratique, on tient un certain temps, c'est calibré, il y a un début et une fin bien précis, on accomplit son devoir sans penser et sans imaginer. La société applaudit[6]. »

Martin Page

Décentrer la pénétration serait alors un acte de rébellion. Prendre le temps de penser sa sexualité, seul·e et avec l'autre, de la réinventer. Dépoussiérer nos vieux scripts sexuels hétéronormés. Ouvrir la porte au dialogue, au jeu, à la sensibilité, aux hésitations, à la découverte encore. C'est aussi en ce sens que, si l'on n'est pas vigilant·e, ce ne peut être qu'une révolution de privilégié·es. De personnes qui ont la disponibilité psychique et matérielle de dégager du temps pour l'accomplir.

« Si la sexualité était une question de plaisir, les femmes seraient moins pénétrées et les hommes le seraient davantage[1]*. »*

Martin Page

14.
Le poids du pénis

Dans cette redéfinition des contours de la sexualité, les hommes ont beaucoup à gagner.

Fierté de faire mieux jouir sa partenaire, pourquoi pas ? Satisfaction de vivre dans une société égalitaire, évidemment. Mais bénéfice personnel, aussi. Et c'est loin d'être négligeable. On entre toujours plus facilement dans la lutte quand on y trouve son compte. Alors, quels avantages y a-t-il pour les hommes à rejeter ce système sexuel patriarcal ? Ne plus être dans la représentation constante de la fierté virile, par exemple. S'autoriser à être sensible, faible, peureux. À craquer pour des femmes qui ne rentrent pas parfaitement dans la catégorie étroite de « LA féminité ». Un peu plus grandes, un peu plus musclées, un peu plus autoritaires, avec un plus gros salaire. Oublier la performance sexuelle comme étalon de la réussite. La longueur du pénis, la qualité et la durée de l'érection ? Ne plus en faire le cœur du sujet. Oublier un peu ce pénis d'ailleurs. Érotiser l'ensemble de son corps. Redécouvrir ses doigts, ses aisselles, sa bouche, ses cuisses, son anus. Investir physiquement et émotionnellement son corps. Changer son rapport incarné au monde. Élargir la gamme. S'alléger du poids du pénis.

L'érection au cœur du problème

Une enquête[2] publiée début 2019 montre que 61 % des hommes ont déjà eu un problème d'érection. Manque de fermeté, insuffisance de désir, arrêt de l'érection pendant le rapport, ou pas d'érection du tout, les types de « dysfonction » (pour reprendre le terme du rapport) sont nombreux. Un tiers des hommes disent avoir ressenti des complexes à propos de la qualité de leur érection ou de la taille de leur pénis en érection. Seul un quart des hommes ayant souffert de ces problèmes en ont déjà parlé à quelqu'un d'autre que leur partenaire, seul un quart ont déjà consulté un·e médecin pour cette raison. En revanche, plus de la moitié envisagent de prendre des médicaments pour pallier cette dysfonction. Cela signifie plusieurs choses. D'abord, que les troubles érectiles sont extrêmement fréquents et ressentis comme honteux. Ils sont tellement répandus qu'il est légitime de se demander s'ils doivent être qualifiés de « troubles ». Car n'oublions pas que lorsqu'on parle de « troubles érectiles » en langage médical, on parle d'« impuissance » en langage courant. Et le terme est rude.

Peut-on réellement juger de la puissance d'un homme à l'aune de ses qualités érectiles ? Si c'était le cas, nombre de puissants de ce monde seraient immédiatement destitués. Cela dit aussi beaucoup de la pression que notre système de sexe et de genre impose aux hommes. De l'angoisse de performance qu'il crée. De la pathologisation également, issue de la catégorisation de ces faits en « troubles », et de la création d'un médicament (le Viagra®) pour s'en défaire, comme par magie.

On pourrait aussi, peut-être, hommes et femmes, accepter que l'érection est aléatoire. Si l'on suit ce fil rouge de décentrer la pénétration, alors l'érection ne serait ni nécessaire ni suffisante à des rapports sexuels épanouis. Si l'on considérait moins le désir et le plaisir des hommes comme mécaniques et inévitablement liés à leur érection, on pourrait élargir la gamme de l'imaginaire et des pratiques sexuelles.

Point P et rapport à la pénétration

La prostate, ou point P. Le dernier tabou ? On en parle de plus en plus, pourtant je ne suis pas sûre que beaucoup d'hommes hétérosexuels passent à l'acte, et on manque de statistiques là-dessus. D'après ceux qui ont essayé, les orgasmes prostatiques sont réputés plus forts, plus profonds. À ce sujet, je vous conseille un épisode de l'excellent podcast « Les Couilles sur la table » (Binge Audio), de Victoire Tuaillon, intitulé *Les Orgasmes masculins*. Vous y entendrez le témoignage d'Adam, autoproclamé « explorateur sexuel », qui risque bien de vous persuader de sauter le pas... Mais cela nécessite en premier lieu de déconstruire son rapport à la pénétration. Et là, je ne parle pas de la pénétration obligatoire du script hétérosexuel, non. Mais de la pénétration en elle-même.

Ce n'est pas être humilié·e que d'être pénétré·e. Pénétration rime encore trop souvent aujourd'hui avec domination, voire humiliation. C'est l'humiliation le plus problématique. Car si les rapports de domination (ici pensés en tant que pratique sexuelle, et non comme rapport social) peuvent avoir leur fonction dans la sexualité, l'humiliation est par définition négative. En effet, on peut accepter l'idée d'être transitoirement dominé·e, ou être excité·e par elle. C'est la base des scénarios de BDSM, pour « bondage et discipline, domination et soumission, sadomasochisme », que l'on soit *soft* ou plus *hard*. Au lieu de rejeter en bloc la notion de domination et prôner une égalité parfaite, on pourrait envisager qu'elle soit utile, voire nécessaire pour certain·es à l'excitation et au plaisir. Tout l'enjeu étant de pouvoir se permettre d'échanger les rôles, de passer de dominant·e à dominé·e, dans le sexe autant qu'ailleurs, dans une fluidité autorisée de fait par un rapport égalitaire. Et sans associer systématiquement l'adjectif « actif » à « dominant », et « passif » à « dominé ». Pouvoir s'offrir activement à l'autre. Aller chercher cette condition de dominé·e ; où est la passivité là-dedans ? Mais rester attentif·ve à ces rapports de pouvoir, les envisager comme un jeu sexuel, non comme une continuité de la vie quotidienne.

Toujours est-il que le problème de l'humiliation reste entier. Comment libérer sa sexualité si être pénétré·e, c'est être humilié·e ? À tous les hommes qui associent ces deux mots, pensez-vous réellement humilier votre partenaire à chaque fois que vous la pénétrez ? Si oui, je n'ai pas de solution. C'est d'une tristesse infinie. Si non, efforcez-vous de changer vos représentations ! Penser que la pénétration anale masculine est réservée aux homosexuels, si on y réfléchit, a bien peu de sens. Associer intellectuellement les pratiques, oui je comprends. Les hommes homosexuels ont des rapports pénétré-pénétrant entre eux. Et alors ? Penser que la femme pénétrée est humiliée, c'est sexiste, et que l'homme pénétré est inférieur, c'est homophobe. Et si l'on s'extrait de ces représentations, eh bien, l'anus est une partie du corps comme une autre. Mieux, l'anus masculin, contrairement à l'anus féminin, a la chance d'être tout voisin de la prostate.

Comme toutes les pratiques, on peut ne pas en avoir envie. Il ne faut évidemment pas se forcer pour la simple raison que ce serait progressiste ou à la mode d'être à l'aise avec son anus quand on est un homme hétérosexuel. Mais faire faire un pas de côté à son esprit. Déconstruire cette idée, y réfléchir en se défaisant des connotations sexistes et homophobes qui lui sont associées, c'est accéder à un possible. Le désir commence par l'intellect. Une brèche dans le champ des fantasmes, ouverture nécessaire à, peut-être un jour, un passage à l'acte. Et même si cet acte n'arrive jamais, l'univers fantasmatique en est modifié. L'érotisme lié à la pénétration, la sienne ou celle de l'autre, est plus riche, plus nuancé. Rien à perdre, tout à gagner.

« Une femme qui prendrait la pilule
pendant trente-cinq ans doit avaler
8 800 comprimés. Mais un seul oubli
peut suffire à être enceinte. »

Association nationale
des centres d'IVG et de contraception

15.
Pilule, chlamydia et IVG

La charge sexuelle

La première fois que je lis ce terme, c'est dans un article de la journaliste Clémentine Gallot[1]. Et cela me saute aux yeux : cela définit et explique parfaitement les inégalités homme-femme liées à la contraception, au dépistage des infections sexuellement transmissibles (IST) ou encore à la gestion des interruptions volontaires de grossesse (IVG).

L'idée de charge sexuelle est dérivée du concept sociologique de « charge mentale », créé dans les années 1980, et popularisé en 2017 par la dessinatrice Emma. Pour faire simple, la charge mentale, ce sont toutes les choses, petites ou grandes, auxquelles il faut penser pour que la vie domestique se déroule sans accrocs : anticiper les courses pour préparer le gâteau d'anniversaire, acheter de nouvelles chaussures aux enfants, payer la cantine ou programmer les futures vacances. Dans la majorité des couples hétérosexuels, ce sont les femmes qui ont la charge mentale la plus forte. Si vous voulez des études sociologiques sur le sujet, des témoignages et des analyses, vous pouvez consulter le compte Instagram ou le livre de Coline Charpentier[2], elle en a fait son cheval de bataille. Une petite statistique tout de même : en 2018, 8 femmes sur 10 déclarent « avoir trop de choses auxquelles penser et avoir peur d'en oublier[3] ». Éclairant pour la suite.

On peut transposer ce concept ici. La charge mentale sexuelle, ou « charge sexuelle », ce serait donc toutes les choses, petites ou grandes, qu'il faut gérer pour sa sexualité. Gérées le plus souvent par… les femmes. Cela prend en compte la contraception : penser à prendre un rendez-vous chez le ou la médecin, réfléchir à la méthode choisie, l'acheter, en subir les conséquences et les effets secondaires. Prendre la responsabilité de l'échec contraceptif aussi, et donc de la grossesse non désirée. Aller faire un dépistage des infections sexuellement transmissibles (IST), pour soi, mais aussi souvent pour le partenaire masculin. S'informer sur le désir, le plaisir, les moyens d'y parvenir. Et dans le domaine de la sexualité aussi, les femmes sont le plus souvent les premières à tenir cette charge.

Évidemment, n'en faisons pas une règle générale. Mais les chiffres sont là. En ce qui concerne la contraception en 2013, 41 % des femmes en âge de procréer utilisaient la pilule, 23 % le stérilet, 10 % des méthodes naturelles (retrait, abstinence, méthode locale), 15 % le préservatif masculin[4]. Et les témoignages : combien de femmes ai-je entendues me dire qu'elles avaient fait leur dépistage des IST, mais qu'elles attendaient celui du partenaire ? Que ce même partenaire ne prenait pas ses rendez-vous, ou qu'il les oubliait à répétition ? Rendez-vous que parfois la femme elle-même lui avait organisés ? Combien de femmes consultent seules pour une IVG, alors que cette grossesse a été rendue possible à deux ? Combien de femmes traîneront leur partenaire chez un·e thérapeute ou sexologue lorsque le désir se raréfiera dans le couple ?

Dédiaboliser les infections sexuellement transmissibles (IST)

Cette stigmatisation persistante des infections sexuellement transmissibles est parfaitement contre-productive. Moins de diagnostics, c'est moins de traitements, et plus de risques de transmission. Le dernier rapport de l'OMS montre que, chaque jour, plus d'un million de nouveaux cas d'IST sont diagnostiqués dans le monde. Les infections les plus répandues parmi les personnes âgées de 15 à 49 ans : chlamydiose, gonorrhée, syphilis. Ce sont des statistiques de 2016, elles ne se sont pas améliorées depuis 2012. Pour les femmes lesbiennes, c'est encore pire. Très peu informé·es, certain·es médecins pensent encore aujourd'hui que les femmes lesbiennes n'ont pas besoin de faire de frottis ni de dépistage puisqu'elles n'ont pas une « vraie sexualité » !

Peu de médias, séries ou podcasts grand public abordent le sujet. À la notable exception d'Anouk Perry, qui a réalisé en 2018 un podcast en cinq épisodes, intitulé « Qui m'a filé la chlamydia ? » (Nouvelles Écoutes), une vraie-fausse enquête à la recherche de la personne qui lui a transmis cette IST. Drôle, mais aussi pédagogique (je dois avouer qu'il y a conflit d'intérêts : c'est moi la gynécologue qui répond à ses questions médicales sur le sujet), ce podcast a un objectif : informer sans porter de jugement moral, et rappeler que le nerf de la guerre, c'est le dépistage ! Peu importe finalement le ou la responsable, il faut en parler, faire les tests, et se soigner, tout simplement.

L'interruption volontaire de grossesse (IVG)

Enfin, j'aimerais dire quelques mots à propos d'un sujet qui me tient à cœur : l'interruption volontaire de grossesse. À l'heure où

Donald Trump, alors président des États-Unis se rend avec fierté à une manifestation anti-IVG (que les Américains ont l'audace d'appeler «*pro-life*», c'est-à-dire «pro-vie»), où de nombreux États de pays soi-disant libres limitent drastiquement les conditions d'accès à l'avortement, il me semble nécessaire d'en parler encore et toujours. Ce n'est pas un droit inaliénable. Des reculs adviennent partout dans le monde. En Italie, selon les régions, entre 70% et 95% des médecins opposent la «clause de conscience» pour ne pas réaliser d'IVG. Au Portugal, l'avortement est redevenu payant en 2015. Dans certains États américains comme l'Ohio, l'IVG n'est possible que jusqu'à six semaines d'aménorrhée, soit à peine deux semaines de retard de règles, un moment où beaucoup de femmes ne se savent pas encore enceintes. Passé ce délai, elles risquent la peine de mort ou la prison à vie, l'avortement étant considéré comme un homicide volontaire. En Amérique du Sud, des femmes ont été emprisonnées pendant des années après une fausse couche, soupçonnées de l'avoir délibérément provoquée.

En France, le Sénat a massivement rejeté l'amendement proposant d'étendre les délais et de passer des quatorze semaines d'aménorrhée actuelles à seize. Dans notre pays, l'interruption volontaire de grossesse est légale, mais pas complètement libre (car limitée dans le temps), et parfois difficile d'accès (notamment à cause de la clause de conscience brandie par des gynécologues). On lit et on entend encore beaucoup de choses fausses à son sujet. Petite mise au point.

Contre quelques idées reçues sur l'IVG

- Le nombre d'IVG est stable en France, autour de 200 000 par an, depuis une dizaine d'années.
- Il existe deux méthodes d'IVG : par administration d'un médicament ou par aspiration (sous anesthésie générale ou locale). La décision du type d'IVG se fait selon le terme de la grossesse et le souhait de la patiente.

- Les femmes mineures n'ont pas besoin de l'autorisation de leurs parents pour avorter.
- Deux tiers des femmes ayant recours à l'IVG utilisaient une méthode de contraception n'ayant pas fonctionné.
- Aucune contraception n'est efficace à 100 %.
- Seules 3 % des femmes en âge de procréer, dans une relation hétérosexuelle et ne désirant pas d'enfants ne prennent pas de contraceptif.
- 33 % des femmes ont eu une IVG une fois dans leur vie ; cela peut concerner tout le monde.
- 10 % des femmes en ont eu deux, moins de 5 % trois ou plus : l'IVG n'est une méthode de contraception pour personne !
- Aucune étude scientifique n'a montré de séquelles psychologiques de l'IVG à long terme.
- L'IVG ne rend pas stérile et ne provoque pas de cancer du sein.

– Avant la légalisation de l'IVG en France, il y avait environ 300 décès par an liés aux complications d'un avortement clandestin (infection, hémorragie, principalement).

Sources :
https://ivg.gouv.fr/decryptage-des-idees-recues-sur-l-ivg.html
http://www.avortementancic.net/IMG/pdf/ivg_zoom_idees_recues.pdf

(R)évolutions sexuelles

Si l'on accomplissait la révolution dans tous les domaines de la sexualité, à quoi ressemblerait notre vie ? Imaginons un peu cette utopie sexuelle.

Il faut poser quelques préalables. Une révolution sexuelle totale ne saurait advenir sans de profonds changements dans la structure même de notre société. Ainsi, les rapports de domination (qu'ils soient de genre, de sexe, de race, de classe, etc.) auraient disparu. Feu la société patriarcale. Fini les fétichisations et préjugés sur les LGBTQ+, les racisé·es, les personnes en situation de handicap ou d'obésité… Le modèle de la famille nucléaire biologique type « un papa, une maman, des enfants » ne serait plus la norme absolue. On pourrait s'aimer de multiples manières, en couple exclusif comme en amour libre. Être amoureux·ses sans cohabiter, ou vivre en communauté sans forcément de lien de parenté, pour, entre autres, élever les enfants ensemble. Enfants qui, dès leur plus jeune âge, seraient sensibilisés aux problématiques des inégalités, du consentement, de l'inviolabilité de leur corps et de celui de l'autre. On leur enseignerait, avec les termes justes, l'anatomie et la physiologie. On leur dirait que ce qui doit motiver leur entrée dans la vie sexuelle, c'est le désir, toujours le désir, pas la pression de faire comme tout le monde. Que le plaisir est central dans la sexualité, qu'il doit être leur guide. Qu'ils et elles ne sont pas obligé·es de mettre des étiquettes sur leur genre ou sur leur orientation sexuelle. Qu'ils et elles le peuvent, bien sûr, si cela les aide à affirmer leur identité, mais que cela ne doit pas être une contrainte, et que ces informations n'ont pas forcément à être partagées. De toute façon, ce serait égal à tout le monde, le genre ou l'orientation sexuelle… On leur dirait que le désir peut être mouvant, changeant. Qu'il ne faut pas avoir peur, qu'on a le droit d'essayer, de se tromper, de retenter, de chercher encore. Que le sexe, ça peut ne pas être si important. Qu'on peut passer de longs moments sans le pratiquer, que ça ne rend pas malheureux·se pour autant. La charge sexuelle et contraceptive serait également répartie entre hommes et femmes. Il existerait une méthode de contraception masculine aussi sûre que le stérilet, et les hommes auraient à cœur de la respecter scrupuleusement. Les femmes pourraient se faire ligaturer les trompes à 20 ans si elles ne désirent pas d'enfants. Il n'y aurait plus de pression à devenir parents. L'interruption volontaire de grossesse serait garantie, sans délai ni clause de conscience. La procréation médicalement assistée serait accessible à toutes et tous. Le législateur et les médecins auraient arrêté de contrôler le corps des femmes, elles seraient enfin autonomes. Et bien sûr, elles jouiraient, les femmes ! Si elles en ont envie, avec la personne de leur choix. Sans contrainte d'aucune sorte (physique comme symbolique ou émotionnelle). Elles ne seraient pas traitées de « salopes » ou de « frigides » selon leur nombre de partenaires. Elles auraient aussi le droit d'aimer la pénétration, la soumission ou le porno sans qu'on les accuse de se contredire. Tout le monde connaîtrait le clitoris, mais aussi l'ensemble de nos zones érogènes. Les hommes ne seraient pas focalisés sur la taille de leur pénis ou sur la durée de leur érection. Ils s'autoriseraient à jouir et à faire jouir en dehors des scripts hétérosexuels bien établis. Ils iraient à la découverte de leur corps comme de leur psyché, en parleraient ensemble et avec leur(s) partenaire(s). Les rôles sexués et sociaux attribués à notre genre supposé n'auraient plus aucun sens, ils pourraient s'échanger, dans des relations égalitaires et justes. Le terme « préliminaires » aurait disparu de notre vocabulaire sexuel, de la même manière que « humiliation » ou « tolérance » en ce qui concerne l'orientation sexuelle. Je n'évoque même pas les poils, les capitons ou les cheveux blancs, qui ne seraient même plus des sujets dans cette société.

C'est merveilleux les utopies, n'est-ce pas ? Avoir des idées grandes, fortes, belles, désirables. Cette utopie est certainement incomplète, mais paraît tout de même ambitieuse dans l'immédiat. Il n'y aura probablement pas de « grand soir ».

Et si, pour 2021 et après, on renonçait au terme « révolution sexuelle » ? Si on envisageait les choses à travers le prisme des évolutions, au pluriel ? Et si chaque jour, petit à petit, on faisait bouger les lignes ? Si l'on détricotait la norme bien serrée autour de nos sexualités ? On pourrait se déconstruire progressivement, dans ce qui nous fait envie. Se poser des questions sur nos manières de faire, ajuster légèrement ou franchement, pour rendre les choses plus belles. C'est cela qui doit nous faire avancer, je crois. Le désir. Ne pas s'obliger à telle ou telle pratique en raison du fait qu'elle serait symbole de liberté. Laisser tomber le symbole d'ailleurs. Se rappeler tous les jours que la sexualité peut être un espace de jeu, d'expérimentation. Que ce qui est intime peut le rester aussi, et qu'on n'est pas obligé de crier au monde nos pratiques. Et faire tache d'huile. Parler non pas forcément de sa propre sexualité, mais des diverses sexualités et de tout ce que cela implique.

En faire un sujet comme un autre, enfin. Réaliser le vœu prononcé en 1949 par la grande Simone de Beauvoir que je citais en exergue de cet ouvrage : « Les questions sexuelles, on ne considère pas en France qu'on puisse en parler comme des choses sérieuses [...]. Or au contraire pour moi, on doit parler de la sexualité comme on parlerait de n'importe quelle autre réalité humaine. »

Inventer et chérir sa sexualité, à soi.

Notes

Introduction

1. Simone de Beauvoir, à propos du traitement de la sexualité dans *Le Deuxième Sexe*, interviewée par Claudine Chonez, dans « Actualité du livre », Radio-télévision française, 4 novembre 1949.

2. Haut Conseil à l'égalité entre les femmes et les hommes, *Rapport annuel sur l'état des lieux du sexisme en France en 2019*, 2020.

3. Délégation aux victimes, *Étude nationale sur les morts violentes au sein du couple*, Ministère de l'Intérieur, 2017.

4. Au moins 149 féminicides en 2019, compte tenu par le collectif Féminicides par compagnons ou ex, chiffre sous-estimé car il ne comptabilise pas les femmes trans ou les travailleuses du sexe, par exemple.

5. Lesbienne Gay Bi Trans Queer Intersexe, « + » signifiant « et tous les autres ».

6. « Intime », *Dictionnaire de français* Larousse en ligne.

7. Georges Canguilhem, *Le Normal et le Pathologique*, Presses universitaires de France, 2013.

8. « Liberté, égalité, sexualité », *AOC*, 22 mai 2019.

9. Voir chapitre 2, « Une éducation sexuelle institutionnelle ? ».

Chapitre 1
La révolution sexuelle n'a pas eu lieu

1. Sylvie Steinberg (dir.), *Une histoire des sexualités*, Presses universitaires de France, 2018.

2. In *Ethnologie française*, vol. 174, n° 2, Presses universitaires de France, 2019, p. 373-389.

3. *Ibid.*

4. *Ibid.*

5. *Ibid.*

6. *Ibid.*

7. *Ibid.*

8. Anne-Claire Rebreyend, « Une "femme libérée" ? Récit autobiographique sur les années 68 », *Clio. Histoire; femmes et sociétés*, vol. 29, n° 1, 2009, p. 185-191.

9. *Ibid.*

10. Clin d'œil à l'incontournable ouvrage de Nancy Fraser, Cinzia Arruzza et Tithi Bhattacharya, *Féminisme pour les 99 %*, La Découverte, 2019. Ce manifeste plaide pour un féminisme réellement inclusif.

11. *Elle*, 20 juillet 2012.

Chapitre 2
Une éducation sexuelle institutionnelle ?

1. « A New Egalitarian Life Style », *The New York Times*, 26 août 1971.

2. Article L312-16 du Code de l'éducation.

3. *Ibid.*

4. Haut Conseil à l'égalité entre les femmes et les hommes, *Rapport relatif à l'éducation à la sexualité. Répondre aux attentes des jeunes, construire une société d'égalité femmes-hommes*, 2016.

Chapitre 3
L'offre florissante d'éducation sexuelle populaire

1. Repris dans Bibia Pavard, Florence Rochefort, Michelle Zancarini-Fournel, *Ne nous libérez pas, on s'en* *charge. Une histoire des féminismes de 1789 à nos jours*, La Découverte, 2020.

2. Daté du 28 juin 2019 et mis à jour le 30 juin 2019 [en ligne].

Chapitre 4
Sexualité libérée, sexualité libératrice

1. Sara Ahmed, *The Promise of Happiness*, Duke University Press, 2010, citée par l'universitaire et écrivaine Maggie Nelson, *Les Argonautes*, traduit de l'anglais par Jean-Michel Théroux, Éditions du sous-sol, 2018.

2. Voir Manon Garcia, *On ne naît pas soumise, on le devient*, Climats, 2018.

3. Simone de Beauvoir, *Le Deuxième Sexe*, tome II, Gallimard, 1949.

4. Camille Froidevaux-Metterie, *Le Corps des femmes. La bataille de l'intime*, Philosophie magazine Éditeur, 2018.

5. Lucile Ruault, « Libération sexuelle ou "pression à soulager ces messieurs" ? Points de vue de femmes dans les années 68 en France », *Ethnologie française*, vol. 174, n° 2, Presses universitaires de France, 2019, p. 373-389.

6. *Ibid.*

7. Virginia Woolf, *Une chambre à soi*, 1929.

8. Hymne du MLF (Mouvement de libération des femmes), création collective de militantes féministes, 1971.

9. Jean Decety et Jacqueline Nadel, *Imiter pour découvrir l'humain. Psychologie, neurobiologie, robotique et philosophie de l'esprit*, Presses universitaires de France, 2002.

10. Michel Foucault, « Michel Foucault, une interview : sexe, pouvoir et la politique de l'identité », dans Michel Foucault, *Dits et écrits*, tome IV, Gallimard, 1994.

11. Nina Faure, dans *Sexualité des femmes : la révolution du plaisir*, épisode 18, « Un podcast à soi », ARTE Radio, 5 juin 2019.

12. Collectif Mwasi, *Afrofem*, Syllepse, 2018 (extrait de leur texte en accès libre sur https://www.revolutionpermanente.fr/Pour-un-Afrofeminisme-revolutionnaire).

Chapitre 5
Une bataille de privilégiées ?

1. *Une chambre à soi*, 1929.

2. Commission des droits de la femme et de l'égalité des genres, *Rapport sur la situation des femmes handicapées dans l'Union européenne*, Parlement européen, 2007.

3. « Tolérer », *Dictionnaire de français* Larousse en ligne.

4. IFOP, *Masturbation, sodomie, sex-toys, pénétration du partenaire… Où en est la vie sexuelle des Françaises en 2019 ?*, enquête pour *Elle*, 2019.

Chapitre 6
Le consentement après #MeToo

1. Délégation aux victimes, *Étude nationale sur les morts violentes au sein du couple*, Ministère de l'Intérieur, 2017.

2. Au moins 149 féminicides en 2019, compte tenu par le collectif Féminicides par compagnons ou ex.

3. Ipsos, *Les Français et les représentations sur le viol et les violences sexuelles. Vague 2*, 2019, enquête pour l'association Mémoire traumatique et Victimologie.

4. Wendy Delorme, Juliet Drouar et Ovidie, dans « Une éducation hétérosexuelle », *Sortir de l'hétérosexualité*, 2 octobre 2019, Paris, table ronde lors du festival Des sexes et des « femmes », 2e édition. Disponible en ligne : https://dsdf-paris.com/site/2019/09/11/conference-une-education-heterosexuelle.

5. *Angélique, Marquise des anges* (1964) est le premier des cinq films réalisés par Bernard Borderie.

6. Cédric Klapisch (réalisateur), *L'Auberge espagnole*, 2002.

7. Paola Tabet, *La Grande Arnaque. Sexualité des femmes et échange économico-sexuel*, L'Harmattan, 2004.

Chapitre 7
Désir et plaisir

1. Claire Richard, *Les Chemins de désir*, Seuil, 2019; format podcast de la série du même nom, dans « À suivre », ARTE Radio, 2019.

2. Carolin Emcke, *Notre désir*, Seuil, 2018.

3. Paul B. Preciado, interviewé par Cécile Daumas, dans « Paul B. Preciado : "Hier, le lieu de la lutte était l'usine, aujourd'hui c'est le corps" », *Libération*, 20 juillet 2018.

4. *Ibid.*

Chapitre 8
Stéréotypes sexistes, stéréotypes toxiques

1. *Filles-garçons : premiers pas vers l'égalité* (Marseille, 19 novembre 2019), colloque organisé par le Centre d'information sur les droits des femmes et des familles phocéen.

2. Judith Butler, *Trouble dans le genre. Le féminisme et la subversion de l'identité*, La Découverte, 2006. L'édition originale date de 1990.

3. Camille Froidevaux-Metterie, « Liberté, égalité, sexualité », *AOC*, 22 mai 2019.

4. Charlotte Bienaimé et Victoire Tuaillon, « Aménager l'hétérosexualité », dans *Sortir de l'hétéro-sexualité*, table ronde lors du festival Des sexes et des « femmes », 1er octobre 2019, Paris, 2e édition.

5. Éric Fassin, « Trouble-genre », préface, dans Judith Butler, *op. cit.*

Chapitre 9
Mariage ou polyamour ?
Couple et parentalité

1. Institut national de la statistique et des études économiques.

2. IFOP, *Les Françaises, les Européennes et l'infidélité. Observatoire européen de l'infidélité*, enquête pour le site Gleeden, 2019.

3. Delphine Rahib, Mireille Le Guen et Nathalie Lydié, *Baromètre santé 2016. Contraception. Quatre ans après la crise de la pilule, les évolutions se poursuivent*, Santé publique France, 2017.

4. ONU, 2013.

5. Amandine Gay, interviewée par Norah Benarrosh-Orsoni, dans « "Être adopté·e est une identité à part entière" : histoire critique de l'adoption », *Panthère Première*, n° 4, 2019.

6. *Ibid.*

7. *Ibid.*

8. *Ibid.*

9. Les métiers du « *care* » (littéralement du soin, de l'attention) sont tous les emplois rémunérés qui correspondent à des tâches effectuées traditionnellement gratuitement par des femmes dans la sphère domestique : garde et éducation des enfants, soins aux personnes âgées, ménage…

Chapitre 10
Tranches de vie et clichés

1. Martin Winckler, *C'est mon corps. Toutes les questions que se posent les femmes sur leur santé*, L'Iconoclaste, 2020.

2. Cécile Charlap, *La Fabrique de la ménopause*, CNRS Éditions, 2019.

3. *Ibid.*

4. *Ibid.*

5. *Ibid.*

6. *Ibid.*

7. Martine Delvaux, « M.É.N.O.P.A.U.S.E. Femme ménopausée, femme libérée », *Gazette des femmes*, 31 août 2017, citation repérée sur le compte Instagram @la_menopause.

Chapitre 11
All clitoris are beautiful

1. Tribune publiée dans *Le Monde,* « Égalité femmes-hommes : nous devons lutter contre l'analphabétisme sexuel », 7 mars 2019.

2. Fonds des Nations unies pour l'enfance (UNICEF), *Les Mutilations génitales féminines/l'excision. Un problème mondial*, 2016.

3. Voir encart « Quand le sexe fait mal (aux femmes) : lubrification, dyspareunie, vaginisme », chapitre 12.

Chapitre 12
Vulva la revolución !

1. Clarence Edgard-Rosa, *Connais-toi toi-même. Guide d'auto-exploration du sexe féminin*, La Musardine, 2019.

2. Cluny Braun, interviewée par Juliette Loiseau, dans « Des ateliers d'auto-gynécologie pour se réapproprier son corps », Terriennes/TV5 Monde.com, 7 décembre 2018.

3. *Ibid.*

4. Émilie Hache (coord.), *Reclaim. Anthologie de textes écoféministes*, Cambourakis, 2016.

5. Anne Kreklau *et al.*, « Measurements of a "normal vulva" in women aged 15-84. A cross-sectional prospective single-centre study », *British Journal of Obstetrics and Gynaecology*, vol. 125, n° 13, 2018, p. 1656-1661.

6. Voir l'exposition virtuelle Tabou·e 2.0(20) : https://www.lilyrault.com/taboue2020-1

Chapitre 13
Préliminaires-pénétration-éjaculation, la triade triste ?

1. IFOP, *Les Françaises et l'orgasme*, enquête pour CAM4, 2014.

2. IFOP, *Masturbation, sodomie, sex-toys, pénétration du partenaire… Où en est la vie sexuelle des Françaises en 2019 ?*, enquête pour *Elle*, 2019.

3. « Préliminaires », *Dictionnaire de français* Larousse en ligne.

4. IFOP, *Les Hommes et les problèmes d'érection. Le grand tabou ?*, enquête pour *Charles*, 2019.

5. IFOP, *Les Françaises et l'orgasme*, enquête pour CAM4, 2014.

6. Martin Page, *Au-delà de la pénétration*, Le Nouvel Attila, 2020.

Chapitre 14
Le poids du pénis

1. Martin Page, *Au-delà de la pénétration*, Le Nouvel Attila, 2020.

2. IFOP, *Les Hommes et les problèmes d'érection. Le grand tabou ?*, enquête pour *Charles*, 2019.

Chapitre 15
Pilule, chlamydia et IVG

1. Clémentine Gallot, « Désir, plaisir, contraception, MST… c'est la charge sexuelle », *Slate*, 15 février 2019.

2. Coline Charpentier, *T'as pensé à… ? Guide d'autodéfense sur la charge mentale*, Le Livre de poche, 2020; compte Instagram de l'autrice : @taspensea.

3. Ipsos, *Charge mentale. 8 femmes sur 10 seraient concernées*, enquête pour O_2 Care Services, 2015.

4. Nathalie Bajos *et al.*, « La crise de la pilule en France : vers un nouveau modèle contraceptif? », *Population & Sociétés*, vol. 511, n° 5, 2014, p. 1-4.

Remerciements

Aux éditions des Arènes, pour la liberté totale, la confiance, dès le début, les encouragements constants. Catherine, Laurent et les autres, je n'aurais pas pu rêver d'être mieux entourée. Et une pensée pour Julien bien sûr, sans qui cette rencontre n'aurait pas eu lieu.

Aux militant·es qui luttent sans relâche pour un monde plus juste. Dans la vie ou sur les réseaux, vous m'avez fait grandir. Poser les mots sur des ressentis anciens, ou découvrir et tenter de comprendre d'autres réalités que la mienne.

À mes amies, la sororité expérimentée au quotidien.

À Romain, Anatole et Alma pour la force (et les rires).

Table

L'EXEMPLAIRE QUE VOUS TENEZ ENTRE LES MAINS
A ÉTÉ RENDU POSSIBLE GRÂCE AU TRAVAIL DE TOUTE UNE ÉQUIPE.

COUVERTURE ET CONCEPTION GRAPHIQUE : Sara Deux
RÉVISION : Audrey Guillemet, Nathalie Mahéo et Isabelle Paccalet
MISE EN PAGE : Soft Office
FABRICATION : Maude Sapin
COMMERCIAL : Pierre Bottura
RELATIONS LIBRAIRES : Jean-Baptiste Noailhat et Damien Nassar
PRESSE ET COMMUNICATION : Isabelle Mazzaschi avec Axelle Vergeade
LES ARÈNES DU SAVOIR : Pierre Bottura avec Marc Blactot,
Fanny Boidron, Adèle Hybre et Guillaume Lollier

RUE JACOB DIFFUSION : Élise Lacaze (direction), Katia Berry
(grand Sud-Est), François-Marie Bironneau (Nord et Est),
Charlotte Jeunesse (Paris et région parisienne), Christelle
Guilleminot (grand Sud-Ouest), Laure Sagot (grand Ouest),
Diane Maretheu (coordination), Charlotte Knibiehly
(ventes directes) et Camille Saunier (librairies spécialisées)

DISTRIBUTION : Interforum

DROITS FRANCE ET JURIDIQUE : Geoffroy Fauchier-Magnan
DROITS ÉTRANGERS : Sophie Langlais
ACCUEIL ET LIBRAIRIE : Laurence Zarra
ANIMATION : Sophie Quetteville
ENVOIS AUX JOURNALISTES ET LIBRAIRES : Vidal Ruiz Martinez
COMPTABILITÉ ET DROITS D'AUTEUR : Christelle Lemonnier,
Camille Breynaert et Christine Blaise
SERVICES GÉNÉRAUX : Isadora Monteiro Dos Reis

La couverture et la bande ont été imprimées
par Déjà Link à Stains (Seine-Saint-Denis).

Achevé d'imprimer
sur les presses de l'imprimerie CPI Bussière
à Saint-Amand-Montrond (Cher)
en décembre 2020.

ISBN : 979-10-375-0216-2
N° d'impression : 2054744
Dépôt légal : Janvier 2021